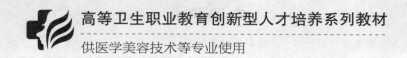

高等卫生职业教育创新型人才培养系列教材

供医学美容技术等专业使用

美容方剂应用

主　编　冯居秦　杨国峰　王景洪

副主编　何玉秀　王建军　路　锋

编　者　（按姓氏笔画排序）

王　帅　西安海棠职业学院

王　江　西安海棠职业学院

王　媛　西安海棠职业学院

王建军　西安海棠职业学院

王雪恒　西安海棠职业学院

王景洪　西安海棠职业学院

冯居秦　西安海棠职业学院

李　文　西安海棠职业学院

李锋利　西安海棠职业学院

杨国峰　西安海棠职业学院

何玉秀　西安海棠职业学院

张　斌　西安海棠职业学院

耿肖沙　西安海棠职业学院

海　妮　西安海棠职业学院

康维洁　西安海棠职业学院

董文静　西安海棠职业学院

路　锋　西安海棠职业学院

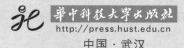

华中科技大学出版社
http://press.hust.edu.cn

中国·武汉

内 容 简 介

本书是高等卫生职业教育创新型人才培养系列教材。

全书分为总论和各论两个部分。总论主要论述美容方剂应用的概念,共分为五章,分别是中医美容方剂应用发展简史、治法与方剂、方剂的组成原则与变化形式、剂型以及美容方剂的用法。各论分述各类美容方剂,共分为十四章,包括润肤剂、美白剂、祛痤剂、祛斑剂、祛风止痒剂、祛疣剂、美发剂、养生通便剂、塑形剂、养生调心剂、养生调肺剂、养生调脾剂、养生调肝剂和养生调肾剂。

本书主要供医学美容技术等专业使用。

图书在版编目(CIP)数据

美容方剂应用/冯居秦,杨国峰,王景洪主编. —武汉:华中科技大学出版社,2019.12(2025.2重印)
高等卫生职业教育创新型人才培养系列教材
ISBN 978-7-5680-5972-5

Ⅰ.①美…　Ⅱ.①冯…　②杨…　③王…　Ⅲ.①美容-方剂学-高等职业教育-教材　Ⅳ.①R289

中国版本图书馆 CIP 数据核字(2020)第 010173 号

美容方剂应用　　　　　　　　　　　　冯居秦　杨国峰　王景洪　主编
Meirong Fangji Yingyong

策划编辑:居　颖
责任编辑:丁　平
封面设计:原色设计
责任校对:刘　竣
责任监印:周治超
出版发行:华中科技大学出版社(中国·武汉)　　电话:(027)81321913
　　　　　武汉市东湖新技术开发区华工科技园　　邮编:430223
录　　排:华中科技大学惠友文印中心
印　　刷:武汉市洪林印务有限公司
开　　本:787mm×1092mm　1/16
印　　张:8
字　　数:203 千字
版　　次:2025 年 2 月第 1 版第 4 次印刷
定　　价:39.80 元

高等卫生职业教育创新型
人才培养系列教材
（医学美容技术专业）
编委会

委　员（按姓氏笔画排序）

序

XU

　　中医美容是随着社会的发展和人们的审美以及健康的需求而诞生的。中医美容中使用的美容方剂的特点是将中草药的有效成分运用到化妆品中,充分发挥中草药的润肤、美白、祛痤、祛斑、止痒、美发、祛疣等特殊作用。编写教材的目的是建立和完善美容方剂的相关理论系统,了解各类美容方剂的组成、用法、功效、方解和适应人群等,培养既具有扎实的理论基础又具有熟练的操作技能的医学美容技术中医美容方向专业人才,以满足当前美容行业的需要。

　　中医和生活美容之间的联系历史悠久。中国古代医家把对人体美的维护作为医学的任务之一,他们关注人体的修饰并合理利用中医学的方法,使修饰品和修饰手段不断完善,更符合人体健康要求,在世界美容史上占据了独特的地位。在历代各类医书中,有驻颜、悦色作用的美容方剂达数百种,各种洗手面方、令面悦泽方、增白方、祛皱方、驻颜方、白牙方、染发方、香身香口方,应有尽有,甚至有发蜡、口红、胭脂配方。这些方药具有极浓的生活美容的色彩,均着眼于修饰人的容颜等,使其更光彩夺目。

　　美容方剂应用是中医方剂学中的一个重要组成部分,二者的基础理论是一致的,不同的是美容方剂强调内调与外用(治),强调与五脏紧密相关的养生、调养,针对亚健康人群的调理与损美性疾病的调治。

　　本教材被列入高等卫生职业教育创新型人才培养系列教材,反映了 21 世纪中草药化妆品的发展状况。本教材主要为医学美容技术专业学生编写,中医美容的爱好者、行业从业者亦可借鉴学习。

全国卫生职业教育教学指导委员会医学美容技术专业委员会委员
全国美发美容职业教育教学指导委员会副秘书长

前言

QIANYAN

美容方剂应用是学习和研究与中医美容相关的治法与方剂的理论及其应用的一门基础学科，是中医美容专业学生的必修课之一。

美容方剂是中医方剂的一个重要组成部分，二者在基础理论方面是一致的，不同的是美容方剂强调内调与外用（治），强调与五脏紧密相关的养生、调养，针对亚健康人群的调理与损美性疾病的调治。传统方剂则重点讲授古今临床各科常用的经典方剂或代表方剂，美容方剂则收载较少。

中国古代浩如烟海的古籍中，记载着大量的中医美容方剂和养生方剂，惜未能很好发掘、整理和创新。近年来不断有中医美容方剂著述出现，填补了这方面的空白，但专门用作传授中医美容方剂的教材尚未见到。本教材愿在这方面做一尝试。

《美容方剂应用》分为总论和各论两个部分。总论主要论述了"美容方剂应用"的概念、发展历史及方剂组成、变化、剂型、用法等知识。各论分别按中医美容临证常见的润肤、美白、祛斑、祛痤、祛疣、塑形等损美性疾病常用的方剂及养生调养五脏的方剂进行阐述。选择的方剂既有古代美容养生的经典名方，也有近代名著、杂志报道的疗效确凿的验方，剂型既有内服汤剂、丸剂、胶囊剂、口服液等，也有外护外洗的面膜、洗剂、搽剂等，力求从各方面反映古代和近现代中医美容方剂的亮点和特色。

各论中每个方剂均从组成、用法、功效、方解、适应人群、参考等方面一一论述，力求保持方剂的全貌，突出功效应用，也适当对其应用、研究进展略作介绍。

《美容方剂应用》编写任务的分工：本教材由冯居秦、杨国峰、王景洪等三位主编总体策划。具体编写任务分工如下：总论（第一至五章）及第六章润肤剂由冯居秦、杨国峰、王景洪负责编写；第七章美白剂由王建军编写；第八章祛痤剂由张斌编写；第九章祛斑剂由李锋利编写；第十章祛风止痒剂由康维洁编写；第十一章祛疣剂由李文编写；第十二章美发剂由王媛编写；第十三章养生通便剂由耿肖沙、王雪恒编写；第十四章塑形剂由董文静编写；第十五章养生调心剂由王帅编写；第十六章养生调肺剂由路锋编写；第十七章养生调脾剂由海妮编写；第十八章养生调肝剂由杨国峰、何玉秀编写；第十九章养生调肾剂由王江编写。在编写过程中得到张富林、吕贤章的大力帮助，谨此表示感谢！

编　者

目录

MULU

总 论

各 论

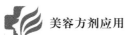

总论

第一章 中医美容方剂应用发展简史

中医美容方剂应用发展的历史,分为美容方剂的萌芽、起源、形成、兴盛、拓展、发展、提高和繁荣八个时期。通过学习中医美容方剂的发展简史,大家可以充分了解中华民族中医美容的博大精深和神奇的美容功效,从而促进大家形成学习中医美容的浓厚兴趣,为人类的美丽和健康孜孜以求。

第一节 美容方剂的萌芽时期

悠悠华夏史,上下五千年。人类社会从远古走到现代,从愚昧走向文明,我们的祖先历尽了坎坷,中医是中华民族灿烂的文化瑰宝,祖国的中医医学孕育了中医美容,也积累了大量的美容方剂,其源远流长,但迄今为止,对中医美容方剂的整理研究还处在起步阶段,大量的美容方剂蕴藏在各个历史时期的中医典籍中,急需进行开发研究。

爱美是人的天性,是人类进化和文明发展的标志。人们对于美的追求可以追溯到远古时期,如制作简单的装饰品、医疗与美容用具等。

旧石器时代,"山顶洞人"就已将兽骨制成骨坠、项链等装饰品。人们还懂得用树叶、兽皮遮羞;在祭祀中,为了表示对神灵的崇敬而在脸上涂抹各种颜色,这是我国最初的"美容化妆"在人类先民生活中的萌芽。至新石器时期,各种装饰品不论是从原材料上还是种类上都更加丰富。宝鸡北首岭发掘的原始遗物中有大量的装饰品,从质地看,有石饰、蚌饰、骨饰、牙饰、陶饰等;从用途分,有项饰、头饰、发饰(如骨笄)、腕饰(如陶环)等。这些装饰品的美感远不止表现在满足感官刺激的色彩方面,而且更突出了造型、形式和制作的精美。

我们的祖先很早就用玉装饰、美化自己的生活,同时将其品质与人的品质、行为结合,赋予其崇高的美誉。

在人类社会文明的进程中,早就有伏羲制九针,神农尝百草,黄帝坐明堂的故事流传于民间了,伏羲、神农、黄帝是人类文明的祖先、美容文化萌芽阶段最初的奠基人,在人类历史的长河中永远放射着耀眼的光芒。在此时期,美容药物和方剂还处于萌芽阶段。

第二节 美容方剂的起源时期

夏商周时期中医药有了明显的分科,在病因学、诊断学以及病证治疗方面有专著出现,诸如针刺、灸疗、热敷、熏香等中医外治方法普遍使用,开启了中医美容之源。

夏商周时期,我国已经出现了文字,也就是我们现在能够看到的最早的文字——甲骨文。

甲骨文中的"龋"字,是以形表意的文字,表明殷商时期人们对口腔的损美性疾病有了初步的认识。同时,这一时期人们掌握了青铜器的铸造技术,日常生活中也出现了很多与美容相关的器具。到了这一时期,人们更加注重仪容的美,随着铸造技术的进步,出现了更加精美的青铜镜。虢季子白盘是西周时期著名的三大青铜器之一。在甲骨文中就有关于美容方面内容的记载,甲骨文有"浴""沐""澡""洗""盥"等与美容有关的文字,"浴"是洗澡,"沐"是洗脸,"澡"和"盥"是指洗手,"洗"即洗脚。这些早期的文献资料,可见商周时期的保健卫生与人们追求美之一斑。

相传轩辕黄帝曾燃用过"沉榆之香"。最初人们多以艾作为熏料,也有用兰、蕙、芷等香草作为佩饰品或熏香使用。甲骨文以及《诗经》《山海经》《离骚》等都有此类记载。人们已经认识到"头有疮则沐,身有疡则浴",人们也意识到,定期沐浴是减少疾病的有效措施,我国人民最早使用熏香、中草药沐浴。有关典籍记载了"悦容""灭瘢""变容"等的美容方法。

《五十二病方》中有多种损美性疾病的病因病机、诊断与防治方法的记载,如:灸法美容的最早记载——灸法治疣目;最早提出关于消除瘢痕疙瘩的方法;论述了运动养生、长寿驻颜之理。另外还有药物之术、食膳之术、气功之术、房事之术等的记载。《山海经》也有关于美容的内容,该书记载药物多达120余种,有补益、种子、避孕、预防、美容、毒药与解毒、杀虫、醒神以及治牲畜药等,记录各种花草50余种,涉及美容药物数十种,更有损美性疾病的记载。

《五十二病方》是我国最早记述药物方剂功效的文献,对后世药物及方剂学的发展有一定影响,有学者誉其为我国本草著作开先河之作。

伊尹是食疗与汤液之始祖,是烹饪、中医药学以及丝织业的创始人之一。他在主掌厨师时,就用陶器煎草药、汤液治病。

进入奴隶社会后,人们对药物的认识有了很大进步。酒的酿制在医学上也得到了广泛的应用,酒有"通经络、行气血、厚肠胃、润肌肤、行药势"等作用。人们不仅仅用酒治疗单纯的疾病,还开始酿制药酒,用于治病、驻颜养生。

商代有"纣烧铅作粉"涂面美容的记载。据此,中国女性化妆习俗在夏商周时期兴起。铅粉是最早的并为人们所使用的人造颜料之一。米粉为古代常用的化妆品之一,以米粒研碎后加入香料研制而成。朱砂为我国较早使用的矿石类药物和妆饰颜料之一,其色润红,是我国美容化妆品最早的代表之一。我国古代女性红妆的风尚在商周时期产生。

殷商时期,我们的祖先就已用胭脂美容化妆。当时是把燕地所产红蓝花叶捣汁凝脂而成,因而时称为"燕脂",以燕地所生,故曰燕脂,涂之作桃花妆,后世逐渐演化成胭脂。

眉与人的面容美有很重要的关系,它可以使人容颜增加妩媚之态。《释名》还通过解释"黛"字,指出画眉的方法:先去除眉毛,然后用黛石画上所喜爱的眉形。"黛,代也。灭眉毛去之,以此画代其处也。"

道家思想尤以"老庄哲学"为著名,崇尚自然,提倡返璞归真,通过养生、清心、寡欲以及导引服气以追求长寿。以孔孟为代表的儒家修身养性的手段,主张修养应"和而不流""中立而不倚",中和则长寿。彭祖是养生秘术之大师,被公认为服气术、房中术、食疗术的开创者。

夏商周时期真正意义上开启了人类中医美容之源,美容的药物、方剂、器具都有了实质的进展,中医美容的发展伴随着人类历史的车轮在不断前进。

第三节 美容方剂的形成时期

春秋战国至秦汉初期，诸子蜂起，百家争鸣，人们更多地用朴素的唯物主义思想——阴阳五行学说、精气学说去认识客观自然的变化和人类社会的发展，认识自身生理、病理、疾病、治疗以及美容药物和方剂的应用。

《黄帝内经》(简称《内经》)涉及美容的理论与实践内容相当丰富。在"天人合一"观的指导下，强调人体自身的统一、人与自然的统一、人与社会的统一，提出了一系列理论，为中医美容奠定了深厚的理论基础。《内经》论述了许多损美性皮肤病，如痤、面衰、颜黑、面尘、眉堕、毛折、皮皱、唇揭及爪枯等的产生机制及防治方法。

《神农本草经》由秦汉时期许多医家搜集、整理而成，是我国现存最早的药物学专著，标志着中药学理论体系的形成。它正确分析和科学记载了大量药物的功效，论述药物"药食两用"之用途，收集并论述美容类药物之功用。

《伤寒杂病论》是中医临床诊疗体系奠基之作，代表了当时的临证医学的最高水平，确立了中医学的辨证论治的临床诊疗体系，一直指导着医家的临证治疗。

《伤寒杂病论》载美容饮膳方剂如甘桔速溶饮，用以利咽喉、美声色，当归芍药散治疗肝血瘀滞所致的肝斑，麻子仁丸治疗燥热所致的皮肤粗糙，猪肤汤润肤、悦颜、去皱等，金匮肾气丸不但在内科疾病方面有十分广泛的应用，而且也是养生调理、治疗美容疾病的良方。《伤寒杂病论》中的桂枝汤、小柴胡汤、诸承气汤、猪肤汤等在美容养生、减肥通便中均有广泛应用，至今仍为临床所沿用。

《难经》约成书于秦汉之际。该书以问难的形式，解释疑难。内容包括脉诊、经络、脏腑、阴阳、病因、病理、营卫、腧穴、针刺等基础理论，同时也列述了一些病证。在中医学典籍中常与《内经》并提，被认为是最重要的古典医籍之一，其理论在损美性疾病中有广泛的指导作用。

扁鹊是我国历史上第一个有正式传记的医学家。今河北省任丘市人。他有着丰富的医疗经验和临床各科知识，总结出脉学及四诊方法；从事过内科、外科、妇科、五官科、小儿科等的医疗实践；还精通汤液、针灸、砭石、熨帖、按摩、外科手术等。

华佗的《华佗神医秘传》载有美容外用复方10首，治面上黑色、粉刺及瘢痕等，剂型有粉、膏等。《华佗神方》有美容保健、治疗的内服、外用方共56首。华佗"晓养性之术"，理论上提出"人体欲得劳动，但不当使极耳。动摇则谷气得消，血脉流通，病不得生。譬如户枢，终不朽也"。传说他发明的"麻沸散"是世界上最早用于外科手术的麻醉药物。创养生导引功五禽戏，五禽戏是模仿五种动物的姿态形成的一套健身操，华佗的五禽戏模仿的是虎、鹿、熊、猿、鸟，五种动物，常练能够防病、治病、延年益寿。据传华佗的徒弟吴普因为常年坚持练习五禽戏，活到了百岁高龄。五禽戏至今仍是养生长寿的有效运动方法。

《导引图》是现存最早的一卷保健运动的彩色工笔画，是公元前3世纪末的作品。图中描绘了不同年龄人群的导引动作44个，其中男性与女性的数量大致各半，旁边还附有简单的文字说明。《导引图》是导引与健身运动最早的图形资料，不仅年代久远，而且内容丰富，为研究导引演进变化和发展状况，提供了宝贵的线索，同时对深入研究健身气功的历史渊源，也具有十分重要的意义。

随着秦朝建立起大一统的王朝，人们在日常生活中对美的崇尚也发生了变化，比如在穿着上,秦汉流行宽袍大袖、峨冠博带,但在人体的审美上,却崇尚以瘦为美。

在此时期,美容方剂得以广泛传播和应用,诸如《伤寒杂病论》中的肾气丸、桂枝汤、小柴胡汤等,至今仍是治疗损美性疾病的常用方剂。

第四节　美容方剂的兴盛时期

魏晋南北朝至隋唐时期,这一时期,国家政局渐趋稳定,尤其到了唐朝,生产力高度发展,对外交流频繁,文化思想呈多元化发展,经济繁荣,医学发达,涌现出大量的医药典籍,其中对损美性疾病的病因病机有了进一步的研究和论述,对诊断治疗方法多有记载,同时在养生方法、养生保健和化妆品的制作方面也有不少理论创新和方剂应用的记述,中医美容兴盛起来。

唐代孙思邈的《备急千金要方》,是中医美容理论及方剂集大成之著。孙思邈在《备急千金要方》和《千金翼方》中,分别辟有"面药"和"妇人面药"专篇,分别载美容方剂 81 首和 39首,而在其他篇章中,还散载有保健及美容内服、外用方各 150 首和 44 首。这些美容方剂内容丰富,有"治唇焦枯无润"的润脾膏,有治"面黑不净"的澡豆洗手面方,有"令面光悦,祛老祛皱"的面膏方,有"治发脱落"的发落生发方,还有"治面生黑斑""治面皮粗涩""治手皴、干燥少润""治口及身臭令香"等的许多美容及治疗方剂。它们制作精良,剂型多样,内服的有丸、散、膏、汤、酒等,外用的包括面脂、面膜、面膏、口脂、唇脂、洗面液、洗头液、洗手液、沐药、染发剂等。此外,该书还收集了针灸美容法、膳食美容法、气功美容法、按摩美容法等内容。从美容作用看,涉及润肤、悦色、增白、除皱、生眉、乌发、固齿、肥健、祛斑及防治各种损美性皮肤病;从美容部位看,涉及颜面、牙齿、口唇、眉眼、头发、手足、肌肉等;从美容方法看,以辨证内服中药和外用中药制剂为主,并结合按摩、气功、食疗、针灸、调神等多种手段综合调理;从美容对象看,以妇人为主,但也涉及小儿、老人、男性;从治疗病种看,涉及类似现代医学的黄褐斑、黑斑病、色素痣、痤疮、酒渣鼻、脂溢性皮炎、斑秃、头癣、白癜风、手足皲裂、瘢痕疙瘩、腋臭等多种损美性疾病。总之,该书有关中医美容的内容极为丰富,涉及的问题十分广泛,在中医美容史上占有重要地位。

唐代王焘所著《外台秘要》中专设面部、面脂、药、头膏、发鬓、衣香、澡豆等三十四门,收载美容方剂 220 首,还收集了胭脂和口红等化妆品的制法,口红甚至有紫色、肉色、朱色之分,其香料、色素全取中药精制而成,同时还增加了药熏、贴敷、泥疗、水浴等多种外治法,进一步充实了中医美容的内容。从众多有效的美容方法和渐趋深入的美容理论中可以看出,晋唐时期是中医美容方剂发展兴盛的时期,此时中医美容已具有较高水平,初步形成了独立的学科。

例如益母草泽面方的出现。当时医药典籍中提到与美容有关的一些中草药中就有益母草,女皇武则天就用它制成了独特的美容秘方,叫作益母草泽面方,既可内服,也可外用,外用敷面,有治疗肤色黑、祛除面部斑点和皱纹等功效,经常使用能使皮肤滋润有光泽,是妇女美容的良方。

唐代在我国历史上出现了开元盛世,同样唐代也是中医美容发展的兴盛时期,尤其是孙思邈及王焘的著作中记载了大量的美容药物和方剂,非常值得发掘整理和研究推广。

第五节 美容方剂的拓展时期

宋代,我国古代科学技术发展鼎盛,文化繁荣,出现了具有世界意义的四大发明,社会政治经济活动发生了较大变革,对整理与研究医学典籍发挥了巨大的促进作用。多民族文化、审美意识共融,美容理论与实践技术得以拓展。前代珍贵的医方药书在经过校正之后得以大量再版印刷,其中就有许多中医美容的名方。医学知识在民间得到进一步的普及,中医美容在方剂和技法上都获得了极大的拓展。

政府设校正医书局,校正医书并大量刊行。校正医书局先后校正《素问》《灵枢》《伤寒论》《金匮玉函经》《针灸甲乙经》《备急千金要方》《外台秘要》等并刊行,编撰了大量本草类著作与方书,勘定了大量美容内调与外用方剂,本草类著作收载药物全面,始载外来之芳香避秽、悦容药,方药类著作收载剂型全面,美容名方多。宋代钱已《小儿药证直诀》中的六味地黄丸,现已成为调理肝肾、美容养生用途最广的方剂之一。

《圣济总录》记载了不少药膳美容方,还收录了治疗白发、脱发、黄赤发、秃发和眉毛脱落的方剂,强调"驻颜美容,当以益血气为先"内治为主的思想,反对只注重涂脂抹粉,不求其本的做法。该书主要记载了许多药膳美容方如"七白挺子膏""麝香面膏""零陵香油""莲子粥""红枣粥"等。

宋《太平惠民和剂局方》是我国第一部成药制剂典籍,是宋代及其以后影响最大的方剂书。将各方分成诸风、伤寒、诸气等,每方详列主治和药物,对药物的炮制与制剂方法做了详细说明,既有配方手册作用,也便于医生和患者选购合适的成药。在历代方书中,实为继《伤寒杂病论》之后,医家选用最多、影响最大的方书之一。其所载的有效名方如四君子汤、参苓白术散、十全大补汤、逍遥散、藿香正气散等至今仍为临床常用。尤其是逍遥散,能够疏肝、解郁、健脾,是治疗许多损美性疾病的有效名方,临床应用十分广泛。另专设门类,收录有治粉刺诸方、治黑痣诸方、治疣目诸方、治狐臭诸方、令面光洁白诸方、令生眉毛诸方、治须发秃落诸方等,进一步扩大了专病方剂的内涵。

医学临床各科的完善与进一步发展,极大地丰富了美容内调与外治的内容。如元代许国祯撰写的《御药院方》,是我国现存最早且比较完整的宫廷处方集,其中美容悦容泽面方甚丰,涉及黑发、润发、生发、悦面、洁齿等。如御前洗面药、皇后洗面药、皂角洗面药以及白牙珍珠散、麝香散、玉容散、云母粉、七白膏、钟乳粉散等。

在此期间中医美容方面更突出整体观和辨证论治;重视内治,创制的名方多为后世所推崇;美容方剂更为丰富,品种繁多;各种美容手段和技术更全面,水平更高;治疗性美容方法发展较快,美容皮肤科、美容外科、美容眼科均有较大进展。

宋元时期诸多本草类著作、方书以及各家的著作,创美容外用方法与剂型之最。有关美容外用方法与剂型,既有政府之勘定,又有新创制者;既有宫廷之专用,又有民间之习用。由此,在这一时期,中医美容外用方法与剂型可谓琳琅满目,对后世产生了深远的影响。

另外,在宋代,随着名贵香料源源不断地进入中国,用香料做的面花儿,成为宋代化妆的一个小小亮点。

随着纹身的兴起,出现了一批专门从事这项工艺的匠人。《酉阳杂俎》所载"蜀人工于刺,分明如画"反映了四川匠人精湛的纹身技艺。《太平圣惠方》有"刷牙匠早晚行之"的记载,并载有药膏药齿法：柳枝、槐枝、桑枝煎水熬膏，入姜汁、细辛等，每用擦牙。亦有其他"揩牙"方，可谓今之药物牙膏的雏形。周守中《养生类纂》云"盖刷牙子皆是马尾为之"。

总之，在宋金元时期，政府设校正医书局，校正医书并大量刊行。《御药院方》盛载美容悦泽方，《太平惠民和剂局方》是我国第一部成药制剂典籍，是宋代及其以后影响最大的方书。医学临床各科的完善与进一步发展，极大地丰富了美容内调与外治的内容。中医美容实践与应用得以系统整理与推广应用，创美容外用方法与剂型之最，形成了中医美容拓展之良好局面。

第六节　美容方剂的发展时期

明朝时期我国工商业繁荣，经济发达，医药学发展到一个新的水平。宫廷与民间追求美的风尚和习俗普遍流行，有多种宫廷美容秘方和民间土方通过药书、典籍及文人雅士的著录流传，形成独具特色的一面；人们对装饰美容与服饰之美也颇为追求，这个时期中医美容得到长足发展。

李时珍编写的《本草纲目》是中医历史上伟大的典籍。书中载药1892种。该书主治第四卷中的诸风、眼目、面、鼻、唇、口舌、音声、牙齿、须发、狐臭、疬疡癜风、诸疮等篇中，集中介绍了数百味美容药物。如面一篇中，列载的治䵟疱皯黯的药物就达164种，每一味药物后简介该药物治疗面部疾病的功效及主要使用方法，如：栝蒌实，"去手面皱，悦泽人面。同杏仁、猪胰研涂，令人面白"；李花、梨花、木瓜花、杏花、樱桃花，"并入面脂，去黑皱皮，好颜色"。其附方内容极其丰富，为中医美容研究提供了非常宝贵的资料，成了我国药物学的空前巨著。

《普济方》集明以前方书之大全，刊于1406年，载方60000多首。该书卷44～86为身形篇，卷227～271为诸疾篇，辑录有大量美容方。如身形篇的面门，列有面粉渣、面体疣目、䵟痣、面疮、澡豆、泽面、面膏、灭瘢痕等方面的治疗或保健美容方，且附有病因病机的论述。在䵟痣的列方中，有一首治头面䵟子的方，名为美容膏，这是"美容"一词首次作为专有名词在医书中出现。

陈实功的《外科正宗》记载了许多损美性皮肤病的诊治方法，如䵟黑斑、粉刺、酒渣鼻、雀斑、油风、白屑风、漆疮、痤痱疮、顽癣、鹅掌风、黑子、狐气、唇风、臭田螺等。每个病证都首论病机，次述症状，再论治法、药物组成及制作方法。该书对中医皮肤美容的发展有很大的贡献。

王肯堂在《证治准绳》一书的"疡医"中，转录了当代医家矫正先天性缺唇及耳部畸形的治疗经验，其技巧方法记载详细，从中可略窥明代美容外科的进展。同时，局部麻醉药的出现，对开展浅表手术也起到了促进作用。

杨继洲的《针灸大成》汇集历代针灸医家的心得，并结合杨氏自己的心得而成，有理论，有临床实践，内容非常丰富。该书卷八的诸风门、头面门、耳目门、鼻口门中列有部分有损美容的症状的取穴法，如"足无膏泽：上廉""毛发焦脱：下廉"等。该书还介绍有各种灸法，有保健性的，也有治疗性的，如"蒸脐治病法"，以五灵脂等8味药物的细末，置脐上以艾灸之，每岁一壮，可"诸邪不侵，百病不入，长生耐老，脾胃强壮"。《针灸大成》是我国针灸学方面的一本重要医书，对于针灸美容有极重要的参考价值。

胡文焕校刊的《寿养丛书》，收集了很多养生医书。其中辑有《香奁润色》一卷，可称美容专辑,这是专为妇人美饰而作的一本方书,书中辑录有大量美容方,美发、白面、玉容、驻颜、白牙、润唇、美手、香身等各种保健化妆品数量众多,反映出明代对美容的需求及医学家对美容的重视。

"八段锦"出现于宋代,兴盛于明代,是流传至今的一种气功功法。由八节组成,动作古朴高雅,故名"八段锦",长期练习能够畅通血脉、健肾强身,是值得推广的养生疗法。

在明朝时期,伟大医学家李时珍所编写的《本草纲目》是我国中医历史上伟大的成就,为中医美容研究提供了非常宝贵的资料,成了我国药物学的空前巨著。达尔文称赞它是"中国古代的百科全书"。明朝外科方面的专书比既往任何历史时期都更为丰富多彩,而且有一个突出的变化是从痈疽疮疡向皮肤病方面发展,美容外科在明朝亦有明显的进展。

第七节 美容方剂的提高时期

清朝宫廷对中医美容、美容方剂的运用极为讲究。在清朝宫廷美容秘方中,使用率最高的是一些活血化瘀、祛风通络之品,如川芎、白芷、丹参、当归等。大量的美容用品和药剂不断出现,各种美容技术和方法得到了提高和广泛的应用。桃红四物汤出自《医宗金鉴》,在补血活血、调经消斑中应用广泛、疗效显著。现已制成桃红四物颗粒,不仅用于调经,也是治疗损美性疾病的新剂型。

宫廷对美容术、美容方剂的运用极为讲究,乾隆常亲自过问美容品之事,据说由于他自己专用的桃花玉肌皂在洗脸时容易粘脸,乾隆在征求过御医的意见之后,下旨将香皂配方中的白酒去掉。

慈禧太后的养生有五大秘籍:第一长期喝人乳;第二用中药足浴;第三用珍珠磨粉做面膜;第四用玉石搓身;第五用花草的汁当胭脂使用。

在中医美容的范畴里,通过拔罐法可以逐寒祛湿、疏通经络、祛除瘀滞、行气活血、消肿止痛、拔毒泄热,具有调节人体的阴阳平衡、缓解疲劳、增强体质的功能,对人的养生驻颜都是很有好处的。清代,拔罐法得到了极大的发展,陶土做的陶火罐密闭性比竹子更好,广泛用于养生调理。

清末时期,沿海城市如广州、上海、杭州已出现了最早的化妆品工厂和商行。孔凤春香粉店创立于清同治元年(公元 1862 年),是我国第一家化妆品店;始创于清末光绪二十四年(公元 1898 年)的双妹化妆品广告算是最早的商业化妆品广告。

中医美容发展到清朝时期,保健及美容主要在宫廷中得到较大发展,医学家们勤于临证,医学著述非常丰富,并且趋于专业化、普及化。在清朝出现了最早的商业化妆品广告,这些都为中医美容的繁荣奠定了基础。

第八节 美容方剂的繁荣时期

辛亥革命以后,我国结束了封建统治,开启了一个新的时代。随着经济的发展和医疗科学的进步,中医美容确立了学科地位,呈现出欣欣向荣的良好发展势头。

中华人民共和国成立后,中医药学得到了长足发展,但中医美容的内容大多归于外科、皮

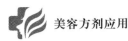

肤科等,而保健美容的内容主要在一些医家和民间传播。十一届三中全会以后,随着国民经济的发展和人民生活水平的提高,中国的医学美容事业迅速发展,中医美容才得以拂去历史的尘埃,重新发出耀眼的光芒。20世纪80年代以后,中医美容相继开展,各种有关中医美学和中医美容学的著作出版,如《中医美学》《中医健美》《实用传统美容法》《中医美容大全》《针灸美容》《中医美容学》等,各类杂志有关中医美容的论文也日渐增多。1989年,中国中医药学会外科分会医疗美容专业委员会成立,1997年,世界中医药联合会中医美容分会成立,共召开了4届全国中医药美容学术研讨会,有力地推动了中医美容学术的发展,确立了中医美容的学科地位,中医美容事业得以迅猛发展。

2002年卫生部(现并入国家卫健委)发布了19号令(《医疗美容服务管理办法》),该法规明确指出:"医疗美容科为一级诊疗科目,美容外科、美容牙科、美容皮肤科和美容中医科为二级诊疗科目。"它确立了中医美容的学科地位,必将进一步促进中医美容的健康发展。此后,各医院纷纷开展中医美容服务,中医药研究所及其他研究单位对各种中药化妆品及延衰驻颜中药进行了实验和临床研究。为了培养合格的中医美容人才,全国有近30所中等或高等医药院校开办了医学美容专业,在国际上,中医美容也日益受到重视。1996年、1998年和2000年分别在北京召开了"国际传统医学美容学术大会",中医美容开始走向世界。

中医美容源远流长,内容浩博,近20年来取得了前所未有的发展,在中医美容方面出现了许多领军人物。王海棠教授创立了现代中医美容理论体系,继承和弘扬中医辨证论治、内调外治的诊疗特色,开发了祛斑、除痘、增白、除皱等系列产品,创建了陕西王海棠医药科技公司,独创了中医美容专业,并创办了西安海棠职业学院,给国家培养了高素质的中医美容人才,为我国现代中医美容事业做出了卓越贡献。

中医美容不仅是中医药学的重要组成部分,也是医学未来发展的方向之一,研究中医美容适应了医学模式的转变。进入21世纪,随着人民生活水平和精神文化需求的迅速提高,人人需要健康,个个追求美丽,促进了我国健康卫生事业和医学美容事业的发展。1978年国际初级卫生保健大会对"健康"的明确概念是:健康不仅是没有疾病,而且还包括躯体健康、心理健康、社会适应和道德健康四个方面。这个新概念表明医学的目标已不只是维护人的生存,而且要进一步提高人的生存质量,使身体、精神、社会三方面都完美与和谐。

专业医疗美容机构相继成立,医学整形技术水平日益提高,从业人员素质不断提高,中医美容也初步形成一支具有科研、医疗、教学能力的专业队伍。《中医美容学》《美容药物学》《美容皮肤科学》等著作的出版,全面系统地总结了我国中医美容思想、理论和技术,同时标志着我国中医美容进入了一个新阶段,其中蕴藏着许多瑰宝等待我们去发掘和冶炼。随着我国人民生活水平的提高,中医美容业势必成为朝阳产业,其发展的前景是极其广阔的,中医美容必将成为美学界的一颗璀璨的明珠。将为人类的健康长寿、容貌美化做出贡献,并将有更大的发展,创造更大的辉煌。

中医美容方剂应用是一门正在发展的学科,大量的美容方剂、养生方剂还蕴藏在许多古典医籍中,亟待发掘整理和研究开发。切盼中医美容的有志之士,投入人力、物力、财力进行相关方面的研究,开拓美容方剂的新局面。

第二章 治法与方剂

第一节 治法与方剂的关系

治法是在治疗原则指导下确立的具体治疗方法,方剂是在治法指导下中医临床治疗疾病的重要工具,二者均是中医学理、法、方、药体系的重要组成部分。

从历史发展角度来看,人们最初是用单味药治病,殷商时期出现了汤剂,才有了方剂的雏形,治法首先见于《黄帝内经》,如《素问》阴阳应象大论说:"其高者,因而越之;其下者,引而竭之;中满者,泻之于内;其有邪者,渍形以为汗;其在皮者,汗而发之。"及至汉唐以后,治病经验日益丰富,方剂数量大大增加,医生将这些方剂和治病经验加以归纳、总结、提炼,上升成为理论,并用以指导处方用药,才出现治法的概念。如汉代张仲景提出了"脉浮者,病在表,当发汗","病痰饮者,当以温药和之",明确指出了治法的概念。宋代钱乙将治法与脏腑联系起来,提出了五脏补泻法及其方剂等。由此可见,从方与法产生先后来看,是先有方,后有法,"方"是用药治病的产物,"法"是对医疗经验归纳总结的结果,"方从法出,法随证立,以法统方"是治法与方剂的辩证关系。

总之,方剂是治疗疾病的工具,治法是处方用药的方向,方剂体现治法,治法指导处方,二者不可分离。临床诊病开处方时,应当是先立法后议方,而不能本末倒置。否则,凭主观想象去堆积药物,拼凑处方,容易犯方向性错误,必然疗效不佳。

第二节 常用治法

治法是将望、闻、问、切所得的病情资料,加以分析、综合、判断,确定证候之后所拟定的具体治疗方向和大法。清代医家程钟龄根据历代医家对治法的归类总结出来的"八法",说:"论病之源,以内伤、外感四字括之。论病之情,则以寒、热、虚、实、表、里、阴、阳八字统之。而论治病之方,则又以汗、和、下、消、吐、清、温、补八法尽之。"程钟龄高度概括了中医治疗大法。

1. 汗法 汗法是通过开泄腠理、调畅营卫、宣发肺气、促进发汗等作用,使在表的外感六淫之邪随汗而解的一种治法。《素问》阴阳应象大论中的"其有邪者,渍形以为汗,其在皮者,汗而发之"是其理论依据。本法具有发汗解表、透邪外出、发越水气、宣通血脉等作用。适用于外感六淫之邪所致的表证,以及麻疹、疮疡、疟疾、痢疾、水肿在身半以上而具有寒热表证者。汗法有辛温、辛凉、扶正解表的区别。在运用时应以外有表证者为宜,且不可汗之太过,以免造成变端。

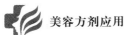

2. 吐法　吐法是通过药物引起呕吐，使停留于咽喉、胸膈、胃脘部位的痰涎、宿食或毒物从口中吐出的一类治法。《素问·阴阳应象大论》中的"其高者，引而越之"是吐法的理论依据。本法具有涌吐痰涎、宿食、毒物的作用。适用于中风痰壅，宿食或毒物停留胃脘尚未离胃入肠，以及痰涎壅盛之癫狂、喉痹等，适用于病位居上、病势急暴、内蓄实邪、体质壮实之证。吐法易耗伤正气，易致气血上逆，故体质虚弱、肝阳上亢、素患吐衄、妇人新产、孕妇等不宜使用。

3. 下法　下法是通过泻下、攻逐等方法，使停留于肠胃的宿食、燥屎、冷积、瘀血、痰结、水饮等从下窍出，以祛邪除病的一类治法。《素问·阴阳应象大论》中的"中满者，泻之于内；其下者，引而竭之"是下法的理论依据。本法具有泻下积滞、攻逐水饮、破瘀通经和逐痰泄热等作用。适用于邪在肠胃而致大便不通、燥屎内结，或热结旁流，以及蓄血蓄水等形证俱实之证。由于病情有寒热，体质有虚实，故下法又有寒下、温下、润下、逐水、攻补兼施之别。下法在损美性疾病中应用颇广，痤疮、黄褐斑、肥胖症等有形结滞者均可应用。下法以攻逐为特点，易伤正气，故临床应以有形实邪停留肠胃的里实证为宜，对于孕妇、妇人新产、月经期妇人及年老体弱者，均宜慎用。

4. 和法　和法是通过和解或调和的方法，使半表半里之邪，或脏腑、阴阳、表里失和之证得以解除的方法。和法具有祛除病邪、调整脏腑功能等作用。适用于邪犯少阳、肝脾不和、肠胃不和、气血不和等证。和法如和解少阳、调和肝脾、调和肠胃、疏肝和胃等在损美性疾病中应用颇广，主要通过调和肝、脾、肠、胃达到美容效果。

5. 温法　温法是通过温里祛寒的作用，以治疗里寒证的一种治法。《素问·至真要大论》中的"寒者热之"是温法的理论依据。本法具有温中祛寒，回阳救逆，温通经脉等作用。适用于中焦虚寒，亡阳厥逆，经脉寒滞等证。里寒证有部位浅深、程度轻重的差别，故温法又有温中祛寒、回阳救逆和温经散寒的区别。因此，运用本法必须以里寒证为准，若寒邪在表，则不宜使用。

6. 清法　清法是通过清热、泻火、解毒、凉血等作用，以清除里热之邪的一种治法。《素问·至真要大论》中的"热者寒之""温者清之"是清法的理论依据。本法具有清热泻火、凉血解毒、清脏腑热、清虚热等作用。适用于气分热盛、热入营血、热盛成毒、虚热、脏腑热等多种热证，因而清法又有清气分热、清营凉血、清热解毒、清脏腑热等不同。在中医美容方剂中常用清法来治疗痤疮、酒渣鼻与肝、胃热等证。运用本法必须以里热证为准，忌用于里寒证，以免更伤阳气。

7. 消法　消法是通过消食导滞、行气活血、化痰利水、驱虫等方法，使气、血、痰、食、水、虫等渐积形成的有形之邪渐消缓散的一类治法。《素问·至真要大论》中的"坚者削之""结者散之"是其理论依据。本法具有消食导滞、消癥散结、化痰利水等作用，适用于饮食积滞内停、气滞血瘀、癥瘕积聚、水湿内停、痰饮不化、疳积、虫积以及疮疡痈肿等病证。由于消法有克伐之性，故正气不足者，当与补法结合运用，以使消不伤正。

8. 补法　补法是通过补益人体气血阴阳，以主治各种虚弱证候的一类治法。《素问·三部九候论》中的"虚则补之""损者益之"是补法的理论依据。本法具有补益人体气、血、阴、阳之不足和扶正祛邪的作用，适用于五脏六腑气血阴阳虚衰所致的各种虚证及亚健康人群。补法的具体内容甚多，既有补益气、血、阴、阳之不同，又有分补五脏的侧重，还有直接与间接补益之异。补法主要是扶助虚弱治疗虚证，运用时应注意虚证的部位、程度、真假。补法在养生与美容中应用很广，应用补法时需注意脾胃功能，力求补虚不恋邪、补而不滞。身体不虚者不宜滥用补法。

第三章　方剂的组成原则与变化形式

方剂的发展经历了由单味药治病到多味药组方治病,由专病专方到辨证用方的发展过程。目前所用方剂大多数是由两味以上的药物配合而成。药物的功用各有所长,也各有所短,不同性味、归经、作用的药物,只有通过合理的科学的原则配伍,调其偏胜,制其毒性,增强或改变原有功用,消除或缓解其对人体的不良因素,发挥其相辅相成的综合作用,才能符合辨证论治的要求,更充分地发挥药物的作用。这就是"药有个性之特长,方有合群之妙用"。

第一节　方剂的组成原则

方剂的组成,必须根据病情需要,在辨证论治的基础上精选适合病情的药物,遵循方剂的组成配伍原则去择药组方,这样才能做到主次分明,兼顾全面。

方剂组成的原则,最早见于《素问·至真要大论》说的"帝曰:方制君臣,何谓也？岐伯曰:主病之谓君,佐君之谓臣,应臣之谓使"。"君一臣二,制之小也。君二臣三佐五,制之中也。君一臣三佐九,制之大也"说明方剂组成的基本结构一般分"君、臣、佐、使"四个部分,各有严格的规定和一定的含义。李东垣又说"主病之谓君,兼见何病,则以佐使药分治之,此制方之要也","君药量最多,臣药次之,佐药又次之,不可令臣过于君",强调了方剂配伍与剂量大小的原则。明代的何柏斋又对其含义做了详细解释:"大抵药之治病,各有所主,主治者,君也;辅治者,臣也;与君药相反而相助者,佐也;引经及治病之药至病所者,使也。"以上论述,清楚地论述了方剂组成应该遵循的原则是君、臣、佐、使。

(1)君药:针对主病或主证起主要治疗作用的药物,君药可以是一味药,也可由一组药组成。

(2)臣药:有两种意义。一是辅助君药加强治疗主病或主证的药物;二是针对兼病或兼证起主要治疗作用的药物。

(3)佐药:有三种含义。一是佐助药,即配合君、臣药以加强治疗作用,或直接治疗次要症状的药物;二是佐治药,即用以消除或减弱君、臣药的毒性,或能制约君、臣药峻烈之性的药物;三是反佐药,即病重邪甚,可能拒药时,配用与君药性味相反而又能在治疗中起相成作用的药物。

(4)使药:有两种含义。一是引经药,即能引方中诸药达于病所的药物;二是调和药,即具有调和方中诸药作用的药物。

综上所述,决定方中君、臣、佐、使的条件,主要是各药在方中所起的功效主次地位。在遣药组方时并没有固定的成式,每一方剂的结构和药味多少,应视具体病情及治疗要求的不同,以及所选药物的功能而定,但总以与病症紧密相扣为原则。

第二节 方剂的变化形式

　　方剂的组成有严格的原则性,但又有极大的灵活性。因为疾病是千变万化的,临床上原封不动地照搬某一成方者甚少。因此,要做到选方中肯,用药得当,一定要根据患者病情变化、体质状况、年龄长幼、四时气候、地土方宜进行灵活加减,做到"师其法而不泥其方,师其方而不泥其药"。因此,运用成方一定要善于根据病情的变化而变化。方剂的运用变化主要有以下形式。

一、药物加减的变化

　　方剂中药物加减的变化,是指在主病、主证、基本病机以及君药不变的前提下,改变方中的次要药物,使之更加切合新的病情。一般是该方主要的功效和主治不变,只改变了次要功效。例如,麻黄汤主治外感风寒表实证,重在发汗解表,故由麻黄、桂枝、杏仁、炙甘草组成。若外感风寒稍轻,所伤在肺,肺气失宣,症见鼻塞声重,咳嗽痰多,胸闷气短,苔白脉浮的,当以宣肺散寒为主,可于方中减去桂枝,用麻黄、杏仁、炙甘草组成三拗汤,使肺气宣畅,自然诸症悉除。又如,素来多痰而又风寒伤肺,除见三拗汤主证外,哮喘,咳痰不利,胸闷更甚,需要在宣肺散寒的基础上加降气祛痰的药物,如苏子、陈皮、茯苓、炙桑皮之类祛痰药,组成华盖散,使肺中风寒得解,肺气宣畅,积痰得除,自然咳止喘平。

二、药量增减的变化

　　药量增减的变化是指方剂的药物组成不变,只改变药量。目的在于通过剂量的改变来改变方剂的功效和药力,扩大治疗范围,适应新的病情需要。药量的变化,可引起方剂功效、主治、甚至配伍关系的变化。例如,由四逆汤化裁出的通脉四逆汤,两方都由附子、干姜、炙甘草组成,只是由于剂量有所改变,便使功效由回阳救逆变为回阳逐阴,通脉救逆,主治由阳虚阴盛证扩大到阴盛格阳证。

三、剂型更换的变化

　　中药剂型更换的变化,是指药物组成相同,只是改变剂型。正如李东垣在《用药法象》中说:大抵,汤者,荡也,去大病用之;散者,散也,去急病用之;丸者,缓也,不能速去之,而且病有宜汤者,宜丸者,宜散者……种种之法,密唯一也。可见剂型的更换,是为了适应缓急轻重的不同病情而采取的一种方法。如将治疗中焦虚寒、自利不止、呕吐腹痛、舌淡苔白、脉沉迟无力的理中汤,改为治疗上焦阳虚、心中痞闷、胸满、胁下有气上逆抢心、四肢不温、少气懒言、脉沉细的人参汤以及将治疗中气虚陷较重的补中益气汤,改为治疗中气虚陷轻缓的补中益气丸等。

　　以上三种变化方法各有自身的特点,但在运用时可单独使用,也可联合使用。

　　总之,方剂组成的变化,必然引起配伍关系、功效和主治的变化。既有原则性又有灵活性,除应将成方的组成、功效、主治等了然于心外,对于患者的病情和治法以及药性、配伍用法亦应全面掌握。否则,便难以化裁得当。所以说用方之妙,莫过于加减,用方之难,最难也在此。在中医美容方剂中也应当严格按照以上方法灵活掌握运用。

第四章 剂 型

处方拟定之后,根据病情与药物的特点制成一定的形态使之更适合病情,称为剂型。早在春秋战国时期就已有记载,《内经》十三方中就有汤、丸、散、膏、酒、丹等剂型。以后历代医家经过长期实践,又创制了许多剂型,丰富了剂型的内容,如药露、锭、饼、条、线、熏烟、熏洗、滴耳、灌肠、坐药等剂型。明代《本草纲目》所载剂型已有40余种,这些传统剂型是我国劳动人民长期与疾病做斗争的经验结晶。近代以来,在保留传统剂型优点的基础上,采用现代科学方法,又研制了许多新的剂型,如冲剂、片剂、胶囊剂、滴丸、糖浆剂、针剂、面膜等。现将常用剂型的主要特点、制备方法简要介绍如下。

一、内服剂

凡以汤剂、丸剂、胶囊剂等通过口服内治方法以调养脏腑,平衡阴阳,达到养生及治疗损美性疾病目的的剂型都属于内服剂。内服剂临证应用最广,具有标本兼治的作用,尤其具有治内达外的作用,值得研究、推广、应用。

1. 汤剂 汤剂古称汤液,是将药物饮片加水或酒或水酒各半浸透后,再用适当火候煎煮一定时间,去渣取汁,制成的液体剂型。主要供内服,如化斑汤、六味地黄汤等。汤剂的特点是吸收快,能迅速发挥疗效,而且便于根据病情灵活加减使用,能较全面灵活地照顾到每位患者或各种病情。汤剂是中医过去和现在临床使用最广泛的一种剂型。缺点是煎煮耗时,服用量大,不适于大量生产和储存。

2. 散剂 散剂是将配好的方药粉碎,混合均匀,制成干燥粉末状制剂,分为内服和外用两种。内服散剂末细量少者,可直接冲服,如七厘散;末粗量多者,则加水煎煮后取汁饮服,如银翘散等。外用散剂多外敷或撒于疮面用,如生肌散、金黄散等;亦有打成极细粉末加水、面粉做成面膜使用。散剂的优点是制作简便,便于服用、携带,吸收较快,节省药材,不易变质,如玉容散。

3. 丸剂 丸剂是将配好的方药研成细粉或制成药材提取物,加适宜的黏合剂制成球形的固体剂型。其特点是吸收缓慢、药效持久,而且体积小,服用、携带、储存都比较方便。某些不宜加热煎煮的芳香性药物,以及药性峻猛不宜做汤剂煎服的药物,也可做丸剂服用,前者如苏合香丸,后者如舟车丸。丸剂一般多适用于慢性、虚弱性疾病,如归脾丸、人参养荣丸、斑秃丸等,但亦有用于急救者,如丹参滴丸等。常用的丸剂有蜜丸、水丸、糊丸、浓缩丸等。

(1)蜜丸是将药料细粉用炼制过的蜂蜜作赋形剂制成的丸剂。一般多制成大丸,但亦有制成小丸者。蜜丸性质柔润,作用缓和,并有矫味和补益作用,适用于慢性、虚弱性疾病,如补中益气丸、石斛夜光丸等。

(2)水丸是将药物细粉用冷开水或酒、醋或其中部分药物煎成的汁等为黏合剂制成的小丸。其优点是较蜜丸、糊丸易于崩解,吸收快,易于吞服,适用于多种疾病,如防风通圣丸、保和丸等。

（3）糊丸是将药料细粉用米糊或面糊等为黏合剂制成的小丸。其特点是黏性大,质地坚硬,崩解时间比水丸、蜜丸短,服后在体内徐徐吸收,既可延长药效,又能减少药物对肠胃的刺激,如犀黄丸。

（4）浓缩丸是将方中某些药物煎汁浓缩成膏,再与其他药物细粉混合干燥、粉碎,以水或酒或方中部分药物煎出液制成的丸剂。其优点是有效成分含量高、体积小、服用剂量小、易于服用,可用于治疗各种疾病,如归脾丸、六味地黄丸、逍遥丸等。

4. 胶囊剂　胶囊剂是将药物经提取、制粒制成的制剂。空胶囊分软、硬两种:硬胶囊是由明胶制成的一种质地较硬而又具有弹性的、由底和盖两头套合的空胶囊,多填装固体药物的干燥粉末,如脑心通胶囊、风湿定胶囊等;软胶囊系一种球形或椭圆形的弹性较强的胶囊,多填装油性或非水溶性的液体药物和混悬液,亦有装药粉者,如藿香正气软胶囊等。胶囊剂具有掩盖药物的不良气味、便于服用,较丸剂、片剂药效发挥快等优点。由于药效发挥快,易被吸收,故刺激性强或易溶的剧毒药品不宜制成胶囊剂。

5. 口服液　口服液是将药物用水或其他溶剂提取,经精制而成的内服液体制剂。该制剂兼有汤剂、糖浆剂的特点,具有剂量较少、吸收较快、服用方便等优点,如人参蜂王浆口服液、阿胶口服液、杞菊地黄口服液等。

6. 丹剂　丹剂有内服和外用两种。内服丹剂没有固定剂型,有丸剂,也有散剂,多因药品贵重或药效显著而名之曰丹,如至宝丹、补心丹、活络丹等。外用丹剂是由矿物药经高温烧炼制成的不同结晶形状的制品,仅供外科使用,如红升丹、白降丹等。

7. 片剂　片剂是将中药加工或提炼后与辅料混合,压制成圆片状的剂型。片剂用量准确、体积小、便于服用。味很苦的、具有恶臭的药物经压片后可再包糖衣,使之易于吞服。如需要在肠中起作用或遇胃酸易被破坏的药物,则可包肠溶衣,使之在肠道中崩解。目前用中药制成的片剂应用较广,如穿心莲片、银翘解毒片等。此外,尚有口含片,如参苓白术片、健胃消食片等。

8. 糖浆剂　糖浆剂是指含有药物或不含药物的蔗糖饱和水溶液。不含药物的蔗糖饱和水溶液称为单糖浆或糖浆,一般作赋形剂或调味剂。含药物的糖浆,是将药物煎煮、去渣取汁、浓缩后,加入适量蔗糖溶解制成的浓蔗糖水溶液。糖浆剂具有味甜、量小、服用方便、吸收较快等特点,适合儿童服用,如止咳糖浆、桂皮糖浆等。

9. 冲剂　冲剂是将中药提取物加适量赋形剂(淀粉、山药粉、糊精等)或部分药物细粉制成的干燥颗粒状或块状制剂,用时以开水冲服。冲剂较丸剂、片剂作用迅速,较汤剂、糖浆剂体积小、质量轻,易于运输携带,且服用方便,适用于多种疾病,如血府逐瘀颗粒、感冒退热冲剂等。

10. 酒剂　酒剂古称"酒醴",后世称"药酒",是以酒为溶媒,一般以白酒或黄酒浸制药物,或加温同煮,去渣取液所得的澄明浸出液。酒剂可供内服或外用。此剂多用于体虚补养、风湿疼痛或跌打扭伤等,如参茸药酒、参杞酒、淫羊藿酒、风湿药酒等。酒剂性多温热,不宜用于阴虚火旺及不善饮酒的患者。

11. 茶剂　茶剂是由药物粗粉与黏合剂混合制成的固体制剂,使用时置于有盖的适宜容器中,以沸水泡汁或煎汁代茶服用。茶剂外形并无一定,常制成小方块形或长方块形,亦有制成饼状或制成散剂定量装置纸袋中。由于茶剂具有一定疗效,制法简单,服用方便,广大群众都乐于采用。茶剂大多用于治疗感冒、食积、腹泻,近年来又开发出许多健身、减肥的新产品,如午时茶、刺五加茶、减肥茶等。

12. 药露 药露是将新鲜的、含有挥发性成分的药物,放在水中加热蒸馏所收集的蒸馏液。本剂气味清淡,芳洁无色,便于口服。一般多作饮料,夏天尤为常用,如金银花露、青蒿露等。

13. 锭剂、饼剂 锭剂是将药物研为细末,单独或与赋形剂混合而制成不同形状的固体制剂,可供外用或内服,研末调服或磨汁服,亦可磨汁涂敷患处,如紫金锭等。若制成饼状内服则为饼剂,如期颐饼、益脾饼等。

二、外用剂

凡以面膜、糊剂、粉剂、软膏、药液等,常涂、搽、扑、洗面部及皮肤,达到祛除污垢、疏通经络、滋润皮肤、荣养颜面等目的的剂型,都属于外用剂,它在美容及皮肤病中应用非常广泛。

1. 面膜 面膜是将中药或方剂打成粉剂,或提取浓缩后干燥粉碎,加入面粉、鸡蛋清、水等溶液调制而成的外用剂型。该剂直接涂在面部,与皮肤密切接触,有滋润皮肤、美白荣颜、防皱防裂、祛除黑斑、洁净皮肤等美容功能,在损美性疾病中,应用很广。

2. 条剂 条剂又称纸捻,是中医外科常用的制剂,是将桑皮纸粘药后捻成细条,或将桑皮纸捻成细条后再粘着药物而成。用于插入疮口,化腐拔管,如化管药条等。还有将艾叶和药研为粗末,用纸裹制成圆条,供灸治用,如艾条。

3. 线剂 线剂是将丝线或棉线浸泡于药液中,并与药液同煮,经干燥而成的一种外用制剂,用于结扎瘘管或赘肉,使其自行萎缩、脱落。

4. 灸剂 灸剂是将艾叶捣碎如绒状,加锯末、中药捻成一定大小的筒状后,置于体表的某些腧穴或患部,点燃熏灼,使腧穴或患部产生温热或灼痛感觉,以达到预防或治疗疾病目的的一种外用剂型,适用于虚寒证候。古人云"一针二灸三吃药",便强调了艾灸的温补作用。

5. 栓剂 栓剂是将药物细粉与基质混合制成一定形状的固体制剂,用于腔道并在其间融化或溶解而释放药物,有杀虫止痒、润滑、收敛等作用。近年来栓剂发展很快,可用以治疗全身性疾病。它的特点是通过直肠、阴道、黏膜吸收。常用的有小儿解热栓、消痔栓、阴道栓等。

6. 膏剂 膏剂是将药物用水或植物油煎熬去渣浓缩而成的剂型。有内服和外用两种。内服膏剂有流浸膏、浸膏、煎膏三种;外用膏剂又分软膏和硬膏两种。

(1)软膏又称药膏,系用适当的基质与药物均匀混合制成的一种容易涂于皮肤、黏膜的半固体外用制剂。软膏基质在常温下是半固体的,具有一定的黏稠性,但涂于皮肤或黏膜能渐渐软化,有效成分可被缓慢吸收,持久发挥疗效。软膏作用是局部的,适用于外科疮疡疖肿等疾病,如三黄软膏、穿心莲软膏等。

(2)硬膏又称膏药,系用油类将药物煎熬至一定程度,去渣后再加黄丹等搅匀,冷却制成的硬膏。用时加温摊涂于布或纸上,软化后贴于患处或穴位上,可治疗局部疾病和全身性疾病,同时亦起机械性保护作用。用法简单,携带、储藏方便。多用于跌打损伤、风湿痹痛和疮疡肿毒以及腰痛、腹痛等,如风湿跌打止痛膏、狗皮膏、暖脐膏等。

三、其他

1. 气雾剂 气雾剂系指药物和抛射剂一同装封在带有阀门的耐压容器中,使用时借抛射剂(液化气体或压缩气体)的压力,将内容物以雾状形式喷出的液体制剂。气雾剂可直接到

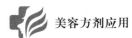

达作用部位或吸收部位,奏效快,剂量小,使用方便。该剂主要用于呼吸道及心肺疾病,如喉炎、咽炎、气管炎、支气管炎、心绞痛等,另外,还可用于皮肤黏膜的清洁消毒、创面保护、局部麻醉、止血等,如止喘气雾剂、宽胸气雾剂等。

2. 注射剂　注射剂系将中药经过提取、精制、配制等步骤而制成的灭菌水溶液、无菌混悬液或供配制成液体的无菌粉末,供皮下、肌内、静脉等注射的一种制剂。注射剂具有剂量准确,作用迅速,给药方便、药物不受消化液和食物的影响,能直接进入人体组织等优点,如丹红注射液、生脉注射液等。

第五章　美容方剂的用法

第一节　煎　　法

煎法是针对汤剂而言,因汤剂是临床常用的一种剂型,历代医家对汤剂煎法极为重视。如徐灵胎《医学源流论》说:"煎药之法,最宜深讲,药之效不效,全在乎此。"煎法包括煎药用具、用水、火候及具体煎法等,现分述如下。

1. 煎药用具　前人认为"银器为上,磁者次之",不主张用锡、铁锅煎煮。因有些药物用锡、铁锅煎煮会发生沉淀,降低溶解度,甚至会引起化学变化,产生副作用。目前最佳煎药器具为有盖的陶瓷砂锅,价廉、受热均匀,而且不会发生化学变化。

2. 煎药用水　前人常用流水、甘澜水(亦称劳水)、米泔水、酒水,以及麻沸汤渍等。现在煎药除处方有特殊规定外,皆以水质纯净为原则,如自来水、甜井水或蒸馏水等。用水量视药量大小而定,一般漫过药物一寸(约3.33 cm)左右为宜。

3. 煎药火候　前人有"武火""文火"之分,大火煎之谓"武火",小火煎之谓"文火"。前人谓"急煎取其生而疏荡,久煎取其熟而停留"。不过一般皆用先武后文煎法,即开始用武火,煎沸后用文火。

4. 煎药方法　煎药前,先将药物放入容器内,加冷水漫过药面,浸透后再煎煮,则有效成分易于煎出。煮沸后改用文火,以免药液溢出及过快熬干。煎药时不宜频频打开锅盖,以尽量防止气味走失,减少挥发性成分的耗散。对于解表药、清热药、芳香类药,宜武火急煎,以免药性挥发,药效降低甚至改变;厚味滋补药如人参、熟地等,宜文火久煎,使药效尽出;又如乌头、附子、狼毒等毒性药,亦宜文火久煎,可减低毒性。此外,有些药物有特殊的煎法,现介绍如下。

(1)先煎:介壳类、矿石类药物,如龟板、鳖甲、代赭石、石决明、生牡蛎、生龙骨、磁石、生石膏等。其质地坚硬,难以煎出药味,应打碎先煎,煮沸后15~20 min再下其他药物,以使药性充分煎出。泥沙多的药物如灶心土、糯稻根等,以及质轻量大的植物药如芦根、茅根、夏枯草、竹茹等,亦宜先煎取汁澄清,然后以其药汁代水煎其余药。

(2)后下:气味芳香的药物,借其挥发油取效的,如薄荷、砂仁、豆蔻等,宜在一般药物即将煎好时下,煎4~5 min即可,以防其有效成分散失。

(3)包煎:为防止煎后药液混浊及减少对消化道、咽喉的不良刺激,如赤石脂、滑石、旋覆花等,要用纱布将药包好,再放入锅内煎煮。

(4)另炖或另煎:某些贵重药,为了尽量保存其有效成分,减少同时煎煮被其他药物吸收,可另炖或另煎,如人参应切成小片,放入加盖盅内,隔水炖2 h,取汁服或与其他药物的药汁兑服。又如贵重而难以煎出气味的药物,如羚羊角等,则应切成小薄片另煎 2 h 取汁服,亦可用水磨汁或锉成细粉调服。

(5)熔化(烊化):胶质、黏性大而且易溶的药物,如阿胶、鹿角胶、蜂蜜、饴糖之类,用时应先单独加温熔化,再加入去渣的药液中煎煮或趁热搅拌,使之溶解,因同煎易粘锅煮焦,且黏附他药,影响药效。

(6)冲服:散剂、丹剂、小丸、自然汁,以及某些芳香或贵重药物,需要冲服,如牛黄、麝香、沉香末、肉桂末、三七、紫雪丹、六神丸、生藕汁等。

第二节　服　药　法

服药法也是从实践中总结出来的经验,服药是否得当对疗效也有一定影响,应予充分注意。

1. 服药时间　一般来说,宜在饭前 1 h 服。对胃肠有刺激性的药物宜在饭后服;滋腻补益药宜空腹服;驱虫剂宜在早晨空腹服;治疟疾方剂宜在发作前 2 h 服;安神剂宜在睡前服;急证重病可不拘时服用;慢性病应定时服用;镇吐剂根据病情有的可以一天数服,有的亦可煎汤代茶,不拘时服用。个别方剂有特殊服法,如鸡鸣散在天明前空腹冷服,效果较好。

2. 服药次数　一般是一剂分为二服,或分三服;病情紧急的一次顿服;同时还有根据需要,采取持续服药方法,以维持疗效。目前服药,一般皆是一日一剂,将头煎、二煎,合并后分两次服。如遇特殊情况,亦可一日连服两剂,以增强药力。散剂和丸剂是根据病情和具体药物定量,日服二次或三次。

3. 服药方法　汤剂一般多用温服。服发汗解表药除温服外,药后还须温覆避风,使遍身持续地微微有汗。热证用寒药,可冷服防止格拒,寒证用热药可热服以助其温,但有时寒热错杂,相互格拒,可出现药后呕吐的情况,如系真寒假热,则宜热药冷服;如系真热假寒,则宜寒药热服,这也是一种反佐服药法。一般服药呕吐者,宜加入少许姜汁,或用鲜生姜擦舌,或嚼少许陈皮,然后再服汤药,或采用少量频饮的方法。如遇昏迷患者及吞咽困难者,可用鼻饲法给药。

对于使用峻烈或毒性药,应审慎从事,宜先进小量,逐渐增加,有效即止,慎勿过量,以免发生中毒,此外,在治疗过程中,还应根据病情的需要和药物的性能来决定服药法。

［附］古方药量考证

古方用药分量,尤其是唐代以前的方剂,从数字看,和现在相差很大,这是由于古代度量衡制度在各个历史时期有所不同所致。

古称以黍、铢、两、斤计量,而无分名。到了晋代始立分名,以黍、铢、分、两、斤计量,即以十黍为一铢,六铢为一分,四分为一两,十六两为一斤。直至唐代医方仍沿用之。

及至宋代,遂立两、钱、分、厘、毫之目,即十毫为一厘,十厘为一分,十分为一钱,十钱为一两,以十累计,积十六两为一斤。元、明以至清代,沿用宋制,很少变易,故宋、明、清之方,凡言分者,是分厘之分,不同于晋代二钱半为一分之分。清代之称量称为库平,后来通用市称。

古方容量,有斛、斗、升、合、勺之名,但其大小,历代亦多变易,考证亦有差异,例如,明代李时珍认为"古之一两,今用一钱,古之一升,即今之二两半"。而同一时期的张景岳则认为

"古之一两，为今之六钱，古之一升，为今之三合三勺"。兹引《药剂学》（南京药学院编，1960年版）历代衡、量的对照表，作为参考。

表5-1　历代衡、量的对照表

时　代	古代用量	折合市制	古代容量	折合市制
秦　代	一　两	0.5165市两	一升	0.34市升
西　汉	一　两	0.5165市两	一升	0.34市升
新　莽	一　两	0.4455市两	一升	0.20市升
东　汉	一　两	0.4455市两	一升	0.20市升
魏　晋	一　两	0.4455市两	一升	0.21市升
北　周	一　两	0.5011市两	一升	0.21市升
隋　唐	一　两	1.0075市两	一升	0.58市升
宋　代	一　两	1.1936市两	一升	0.66市升
明　代	一　两	1.1936市两	一升	1.07市升
清　代	一两（库平）	1.194市两	一升（营造）	1.0355市升

注：表中古今衡、量的比较，仅系近似值。

至于古方有云"等分"者，非重量之分，是指各药斤两多少皆相等，大多用于丸、散剂，在汤、酒剂中较少应用。古代有刀圭、方寸匕、钱匕、一字等名称，大多用于散药。所谓方寸匕者，作匕正方一寸，抄散取不落为度；钱匕者，是以汉五铢钱抄取药末，亦以不落为度；半钱匕者，则为抄取一半；一字者，即以开元通宝钱币（币上有"开元通宝"四字）抄取药末，填去一字之量；至于刀圭者，乃十分方寸匕之一。其中一方寸匕药散约合五分，一钱匕药散约合三分，一字药散约合一分（草本药散要轻些）。另外，还有以类比法作药用量的，如1鸡子黄＝1弹丸＝40桐子＝80粒大豆＝160小豆＝480大麻子＝1440小麻子。

古今医家对古代方剂用量，虽曾做了很多考证，但至今仍未做出结论，但汉代和晋代的衡、量肯定比现在小，所以汉、晋时代医方剂量数字都较大。对古方仍录其原来的用量，主要是作为理解古方的配伍意义、结构特点、变化原因以及临证用药配伍比例的参考。在临床应用时，应当以近代中药学和各家医案所用剂量为参考，并结合地区、年龄、体质、气候、病情需要来决定。

根据我国国务院的指示，从1979年1月1日起，全国中医处方用药计量单位一律采用以"g"为单位的国家标准。兹附十六进制与国家标准计量单位换算率如下：

　　1斤（16两）＝0.5 kg＝500 g

　　1市两＝31.25 g

　　1市钱＝3.125 g

　　1市分＝0.3125 g

　　1市厘＝0.03125 g

（注：换算尾数可以舍去。）

各论

第六章 润肤剂

凡由滋养皮肤、润泽肌肤的药物或食品组成,具有润肤、保湿、除皱功效的方剂,统称为润肤剂。

皮肤光滑柔嫩,红白隐隐,无皱无斑,是广大爱美人士最普遍的追求,古人多用玉容、红颜来形容。千年以来,古今在润肤方面积累了大量秘方、验方,食疗、果蔬应有尽有,可惜未单独专门论述。本章收集了古今组方严谨、君臣佐使分明、疗效显著的代表方加以剖析,欲使这一宝库发扬光大。

皮肤润滑柔嫩,与先天禀赋密切相关,也与后天养护、脾胃健运、精神愉悦、年龄、性别有关。肺主气走表,脾胃运化水谷精微以生气血津液,肝肾精血充养皮肤毛发,因此在运用润肤剂的时候,一定要结合五脏调养,辨证选药组方。

外用润肤剂简便易行,但应选用高档次的疗效确凿的名牌产品,或自己调配润肤良方。内服方药具有治本优势,必要时两者应联合运用以取得更好的疗效。

常用的润肤药有杏仁、芦荟、白果、阿胶、鸡子白、栝楼等,果蔬类有黄瓜、丝瓜、松子、白萝卜、梨、银耳等,代表方有红颜酒、玉容粉、容颜不老方等。

红 颜 酒
《万病回春》

【组成】胡桃仁(泡,去皮)120 g,白蜜 120 g,酥油 60 g,杏仁(泡,去皮头,不用双仁,煮四五沸,晒干)30 g。

【用法】将上药入酒内浸三至七日,每日早服二三杯。现代用法:可做丸剂长期服用,也可将胡桃仁、杏仁打细粉,兑入白蜜、酥油,冲服。

【功效】补益肺肾,润养肌肤。

【方解】本方重用胡桃仁、白蜜,能补肺肾、润肌肤,具有润而不燥的特点,为补益佳品(《药性论》记载"蜂蜜常服,面如花红")。杏仁质润如玉,能宣肺润肺,滋润肌肤,润泽皮毛,为润肤首选药物,酥油配合白蜜以润肤通便。全方组合,能补益肺肾,润养肌肤,防止皮肤干燥起皱。

【适应人群】素体肺虚肤燥,肝肾虚弱,身体消瘦,皮肤干燥失润,毛孔粗大,毛发枯黄等。

【参考】红颜酒为食药同用方,可以自己制作。用煎剂时可去酥油,加当归、白芍、白果、阿胶(烊化)煎水常服效果更佳。

【附方】黄瓜紧肤面膜:用黄瓜榨汁,取一勺备用,再取一勺鲜奶油,将二者调匀,涂抹在脸上,约 20 min 后洗净。此面膜可以使皮肤红润、紧致,简单易行,疗效佳。

红枣猪皮汤:取猪皮 300 g,黑豆 150 g,红枣 20 g,将猪皮去毛洗净。先将黑豆、红枣炖至七成熟,再加猪皮炖 30 min,放调料后食用。猪皮含有大量胶原蛋白,可延缓皮肤衰老,也可用猪蹄加黑豆、红枣炖服。

玉容西施散
《东医宝鉴》

【组成】绿豆粉 60 g，白芷、白及、白蔹、白僵蚕、白附子、天花粉各 30 g，甘松、山柰、茅香各 15 g，零陵香、防风、藁本各 60 g，肥皂荚 2 锭（古人用肥大皂角制成的外洗品）研为细末，每洗面用之。

【用法】现代用法：上方晒干或烘干，打成细粉备用。可加水、面粉做成面膜外敷，也可加入水中洗面。

【功效】祛风润肤，通络香肌。

【方解】玉容西施散组方深得中医美容之奥妙。方以绿豆粉为主，清热解毒，清心利尿，白芷在此方用之不在于解表，而取其善走面部，活血祛斑的功效，白及、白蔹可以润肤生肌，解毒疗疮，白僵蚕、白附子去面部风痰而祛斑，天花粉生津润肤，甘松、山柰、茅香、零陵香芳香香身，防风、藁本、肥皂荚祛风化痰。该方具有清热解毒、活血祛风化痰、香身润肤美白等多种作用，实为美容良方。

【适应人群】素体皮肤粗糙、毛孔粗大、汗毛粗黑、皮肤瘙痒、缺乏女性光滑细嫩肌肤者，经常用之，可使皮肤细腻光滑娇嫩，疮斑消退。

【参考】《东医宝鉴》系许浚于 1613 年编撰的一部综合性医书。玉容西施散正如方名所示，是一个美容名方。方中药物综合面部美容之精华，是一个洁面润肤良方。

玉 容 粉
《清宫配方集成》

【组成】绿豆粉 60 g，滑石 60 g，玄明粉 30 g，白丁香 30 g，白附子 30 g，白芷 30 g，白僵蚕 30 g，朱砂 4.5 g，铅粉 9 g，冰片 1.5 g。

【用法】共研细末，每日早晚将面洗净，用玉容粉 1.2～1.5 g，以人乳敷面上。如无人乳，用鸡蛋清兑水少许亦可。

【功效】祛风清热，活血润肤，白面红颜。

【方解】此方采自《清宫配方集成》，为宫廷御用秘方，且系外敷玉容专方。方中用绿豆粉、滑石、玄明粉、冰片、朱砂、铅粉清热解毒，白附子、白芷、白僵蚕祛风止痒，并善去面部风痰，白丁香芳香香身，滑石、玄明粉、白僵蚕、人乳又可润肤柔面，使肌肤嫩滑。

【适应人群】肌肤粗老不腻，暗黑无光，风痒瘙痒如虫蚁行。原书记载："久久敷之，面色温润，容颜光滑，有似美玉，故云玉容粉。"可见此方有神奇润肤功效。

【使用注意】此方系外用粉剂，不可内服。此外方中朱砂、铅粉皆为有毒之品，即使外用也不可过量，为安全之计也可去之不用。忌食椒、姜、羊肉、烟、酒等辛热之品。

【参考】此系清宫外用粉剂，组方深得美容之法，清热解毒，滑肌嫩肤，祛风止痒。尤加人乳调之，能润养肌肤，为古代妇女施粉美容之代表方剂。

【附方】玉肌散（《清宫配方集成》）：白芷 6 g，滑石 6 g，白附子 6 g，绿豆粉 12 g，共研极细末。专治面貌粗涩不润，黑暗无光，雀斑污子，常洗能润肤，悦颜色，光泽如玉，面如凝脂。或加香豆面洗之，或兑入粉内用之，甚效甚速。

紫草活血汤
《施慧现代中医皮肤病总论》

【组成】紫草 6 g,丹参 15 g,栀子 6 g,生地 15 g,赤芍 10 g,白芷 10 g,当归尾 12 g,川芎 6 g,桔梗 10 g,苦参 10 g,赤茯苓 15 g。

【用法】用上方,水煎内服。

【功效】清热凉血,活血解毒。

【方解】此方为著名中西医结合皮肤病专家施慧治疗酒渣鼻中期的良方。方中用紫草、生地、赤芍、栀子清热凉血,丹参、当归尾、川芎、白芷活血化瘀,苦参清热解毒,赤茯苓利尿祛湿,桔梗载药上行。

加减:如属早期鼻端潮热红斑,表面油腻光滑,可加枇杷叶、黄芩、桑白皮、连翘等;晚期皮肤肥厚,形成鼻赘,宜加生牡蛎、浙贝母、夏枯草、紫花地丁、王不留行等。

【适应人群】本方适用于酒渣鼻中期,丘裕脓疮,鼻端出血瘀及脓疮,或有豆大坚硬血疹,鼻尖有红丝缠绕、瘙痒、患处红紫、血管扩张明显者。

【参考】酒渣鼻是临床最常见的损美性疾病之一,俗称红鼻子,欧美小丑红鼻子即以此为代表,实为男女非常痛苦的疾病。可能与内分泌及消化功能失常,病灶感染,精神因素等有关。《医宗金鉴》记载:"此证生于鼻准头,及鼻两边。由胃火薰肺,更因风寒外束,血瘀凝结,先红后紫,久变为黑,最为缠绵。治宜宣肺中郁气,化滞血。"

【附方】冬瓜子仁散(《太平圣惠方》):冬瓜子、冬葵子(微炒)、柏子仁、白茯苓、枳实(麦麸炒黄)各 1 两,栀子仁 2 两,捣细筛为散,每于食后粥饮调 6 g,治酒渣鼻。

面 斑 方
《简明医彀》

【组成】白僵蚕、白芷、细辛等分。

【用法】上药研为细末,以人乳和丸,如芡实大,洗面化之,次日洗去。

【功效】祛痰散邪,润肤白面。

【方解】本方虽只有三味药,简明扼要,却深得祛面部痰瘀色斑、润肤白面之要领。方中白僵蚕善祛面部风痰,辛散邪气,润肺养颜,富含激素、脂肪、蛋白质,有美白、祛斑、润肤等多种作用。白芷在此方中可辛散祛斑,用于雀斑、黑斑、黄褐斑、老年斑及面部疮痒。细辛亦善祛风散邪通络。白芷、细辛善上行走面部,祛经络中风痰邪气。人乳和丸,能滋养润肤,又可调和诸药。

【加减】此方是古代美容面膜。用时可加白及、月季花、珍珠粉、面粉调成面膜外敷。

【参考】《简明医彀》是明代医家孙志宏所撰。此方是明代面膜良方,药少力专,配伍精当严谨,既可直接打粉外敷,也可加芦荟、珍珠粉、丝瓜汁做成面膜应用。

【附方】白面方(《医方类聚》):牡蛎 90 g,土瓜根 30 g,上二药研为细末,白蜜调匀,每夜临床时涂面,清晨以浆水洗去。可祛面部黑斑、皱纹,可使颜面光白润泽。

七 香 丸
《圣济总录》

【组成】豆蔻、丁香、藿香、零陵香、青木香、白芷、桂心、沉香各 30 g，香附 60 g，甘松香、当归各 15 g，槟榔 2 枚。

【用法】上药捣为细末，炼蜜和丸，常含 1 丸如豆大，咽汁，日三夜一，亦可常含咽汁。

【功效】芳香除臭，香口香身。

【方解】七香丸系一组由芳香化湿除臭、香口香身药组成。其中豆蔻、香附、藿香、青木香化湿行气以使中焦健运，丁香、零陵香、桂心、沉香、甘松香皆芳香化湿，当归养血润燥，防香燥伤及阴血，槟榔行气，除湿以消积滞。方中有七味皆以香命名，故名七香丸，是古代化湿、香口香身代表方。

【参考】古代男女以藿香、香袋系身以避秽增香，然治标不治本，七香丸以十余味气味芳香之品含化，能行气除湿、消积除臭，消除体臭、汗臭、口气、秽臭，故可香口、香身。略相当于今之口香糖之类，而且标本兼顾。

【附方】十香丸（《千金翼方》）：沉香、麝香、白檀香、青木香、零陵香、白芷、甘松香、藿香、细辛、川芎、槟榔、豆蔻各 30 g，香附子 15 g，丁香 10 g。捣筛为末，炼蜜为丸，如梧桐子大，每日含用，咽津味尽即止。具有芳香辟秽、香体除臭功效，与七香丸相比，多麝香、白檀香、细辛、川芎，少当归、桂心，功效相似。

玉 竹 汤
《施慧现代中医皮肤病总论》

【组成】玉竹 10 g，生地、熟地各 15 g，麦冬 10 g，太子参 30 g，炒山药 20 g，五味子 6 g，黄精 15 g，砂仁 10 g，党参 15 g，炒谷麦芽 15 g，全当归 15 g，炒白芍 10 g，白术 10 g，炙甘草 6 g，生黄芪 15 g。

【用法】水煎服。

【功效】补气养阴，养血润肤。

【方解】本方为补气养阴、养血润肤之方，方中用太子参、黄芪、党参、白术、甘草补益脾肺之气，玉竹、黄精、麦冬、山药养阴兼益气，生地、熟地、当归、白芍补益精血以润燥，砂仁、炒谷麦芽可使补而不滞，五味子、甘草酸甘化阴。全方气阴双补，补血润肤，补而不燥，滋而不腻，兼顾全面，实为治疗气血津液亏虚，不能滋润肌肤之皮肤干燥失润，少皱生津之良方。

【适应人群】气血津液亏虚，失养失润之身体消瘦，肌肤干燥，皱纹增多，皮肤失去光滑柔嫩美感的人群。

【参考】本方原为著名皮肤科专家施慧治疗干燥综合征之方。《医门法律》认为"燥盛则干，夫干之为害，非遽赤地千里也，有干于外皮肤皱揭者，有干于内而精血枯涸者，有干于津液而荣卫气衰、肉烁而皮著于骨者"。由于此方兼顾全面，对于气血津液亏虚，皮肤失润之干燥多皱甚有效。

【附方】丝瓜美容方（《天然美容法》）：丝瓜茎 40 g（以热水浸泡），甘草 40 g，柠檬酸 0.2 g，脱氧醋酸钠 0.1 g，上药共研末，调匀，抹脸，可用于护肤美容。此方价廉易得，制作甚易，丝瓜可凉血解毒，活血通络，加甘草可加强清热解毒之功，做面膜可用于肺胃热毒痤疮之轻者。

神奇祛痘方(李时珍方加减):取生丝瓜汁,加入维生素 C、蜂蜜,外敷。此为中西结合外用美容方,制作方便,可用于面部有热引起的面疮、面痘者。

茯苓贝梨膏
(经验方)

【组成】茯苓 15 g,川贝母 10 g,梨 1000 g,蜂蜜 500 g,冰糖适量。

【用法】将茯苓洗净,切成小方块,川贝母去杂洗净,梨洗净去蒂切成丁。将茯苓、川贝母放入锅中加适量水,用中火煮熟,再加入梨、蜂蜜、冰糖继续煮至梨熟出锅即成。

【功效】润燥化痰,美白皮肤。

【方解】本方用茯苓健脾祛湿化痰,美白皮肤,川贝母润肤化痰,兼可润养补益,梨甘凉质润多津,可以润肺润肤。蜂蜜、冰糖甘甜可口,是润燥佳品,也可润肠濡肤。整个方剂润养化痰,润肺润肤兼以润肠,具有美容颜、润肌肤、补水润燥、美白增弹性等多种作用。

【适应人群】素体皮肤干燥色黄,咽喉干燥咳嗽,肠燥便秘皱纹多等损美性疾病者。

【参考】本方组成虽简单,却是美白润肤良方。茯苓是标本兼治的美白佳品,川贝母补而兼以化痰,梨善润肺燥,清热养阴补水,肺主一身之表,肺燥肠燥得以濡润,皮肤即可润滑细腻。民间早有贝母梨治秋季燥咳的食疗方。此方在此基础上加茯苓、蜂蜜、冰糖,美白润燥之力更强。

玉容洗面丸
《清宫配方集成》

【组成】白芷 18 g,羌活 18 g,独活 18 g,牡丹皮 18 g,山柰 18 g,甘松 18 g,藿香 18 g,官桂 18 g,良姜 12 g,白丁香 30 g,香附 30 g,公丁香 9 g,檀香 12 g,白碱 30 g,白附子 30 g,肥皂荚 18 g。

【功效】芳香祛湿,美白玉容。

【用法】打成极细粉做成香皂状,每日洗面用之。

【方解】此方用芳香之药,皆光明润泽之品。白芷、羌活、独活辛香微苦,除体表之风湿瘙痒;山柰、甘松、藿香、白丁香、香附、公丁香、檀香皆属芳香行气、温中化湿之品,久用则香肤香体,祛湿玉容;白附子祛面部风痰,官桂温通血脉,牡丹皮活血祛瘀,白碱、肥皂荚善除面部污垢,洁净颜面。诸药合用,善洁面、祛风、止痒、祛斑、悦面,香身香体,表里同治。

【适应人群】邪在肺脾二经,皮肤瘙痒,容颜不润,鼻面红赤脱屑,易生黑斑、雀斑、粉刺者。

【参考】今人用的香皂、肥皂、洗面奶多效微。此方系宫廷秘方,既可祛风化湿、止痒祛斑,又用大量芳香之品,润养及香身结合,具有较好的洁面止痒、香身润肤之效,故名玉容洗面丸。用时如今用香皂之法即可。

【附方】容颜不老方(《奇效良方》):生姜 500 g(取汁),红枣 25 g,白盐 60 g,甘草 100 g,丁香、沉香各 15 g,茴香 120 g。捣成细粉,外敷于面,有养颜洁面,香身去秽作用。

润肤红颜汤(《中医让你颜如玉》):鹌鹑蛋 10 枚,草莓 3 个,桑寄生 10 g,红枣 4 枚,龙眼肉 15 g,山药 12 g,冰糖适量。具有补血活血、润肤除皱功能。用于血虚血瘀,易生皱纹者。

玉女桃花粉

《中医让你颜如玉》

【组成】益母草 300 g,煅石膏 60 g,滑石、珍珠母各 30 g,胭脂 3 g。

【用法】烧益母草,用稠米汤收团如鹅卵大,熟灰火煅一昼夜,火勿令焰,焰即黑,取出捣碎,再炼两次,加入余药,共炼为粉。同麝壳 1.5 g,入器收之。

【功效】驻容面白,润肤消斑。

【方解】本方用益母草烧灰煅为白色为主,唐代即有用益母草烧灰美容的资料,用其美白润肤,煅石膏、滑石清热润滑肌肤,珍珠母平肝润肌,胭脂润面养颜,麝香带壳辛香入肌避秽,是古代润肌美白养颜良方。因麝香价高药缺,用时可用零陵香、冰片代之。珍珠也可直接用珍珠粉。

【适应人群】肌肤粗糙,面黑斑多,或有风疮粉刺。

【参考】本方正如方名所言,久用如玉女,面若桃花,是一个美肤白面兼可治疗粉刺的名方。关键在于益母草的炮制方法。要在益母草花正旺时采之晒干烧灰,加米汤与之揉和成丸,再埋在灰中煅烧一昼夜,最后成白灰者效佳。

【附方】胡尚书美颜方(《中医让你颜如玉》):莲肉(水浸去皮心)240 g,芡实、茯苓、山药、枸杞子、山茱萸(去核)各 120 g,老年人加人参 120 g。研为细末,加熟糯米 30 g 炒黄为末,白糖 150 g,米汤或酒送下,每次 15 g,有益肾美颜功效,用于年老瘢痕。

第七章　美　白　剂

凡由美白皮肤、荣润肌肤、淡化色斑的药物或食品组成,以美白润肤为主要功效的方剂,统称美白剂。

爱美之心人皆有之,"肤如雪,凝如脂"是中国古代女性追求的理想境界,也是所有女性孜孜以求的目标,而皮肤黄黑干燥或有老年斑、雀斑、黄褐斑等各种色素沉着,一直是人们追求美的主要障碍,所以美白是美容的主要研究课题。古人多用玉容、红颜来形容女性之美。数千年以来,古今在美白淡斑方面积累了大量秘方、验方,食疗、果蔬应有尽有,可惜未专门论述。本章收集了古今组方严谨、君臣佐使分明、疗效显著的代表方并予以剖析,欲使这一宝库发扬光大。

皮肤白皙,与先天禀赋密切相关,也与后天养护、脏腑调和、气血平和、经络畅通、阴阳平衡等有关。肺主气走表,脾胃运化水谷精微以生气血津液,肝肾精血充养皮肤毛发,因此在运用美白剂的时候,一定要结合五脏调养,辨证选药组方。

外用护肤简便易行,但应选用高档次的疗效确切的名牌产品,也可用美容方药自己调配面膜外用。内服方药具有治本优势,必要时两者应联合运用以取得更好的疗效。常用的美白淡斑润肤药有白及、白僵蚕、珍珠、茯苓、益母草、桃仁、红花、白芷、川芎、苦杏仁、芦荟、白果、鸡子白等,果蔬类有黄瓜、丝瓜、松子、白萝卜、梨、银耳等,代表方如养容方、玉容粉、容颜不老方等。

七　白　散
《备急千金要方》

【组成】白术、白芷、白及、白茯苓、白芍、白附子、白蔹、蜂蜜(或蛋清)、牛奶。

【用法】①将前七种药物打粉,加适量蜂蜜、牛奶调成糊状;②清洁面部,将调制成的七白散面膜敷涂于面部;③将打湿的面膜纸覆盖在已经敷了面膜的面部,等 20～30 min 后,摘除面膜纸,洗净面部。

【功效】美白、祛斑、祛痘。

【方解】白芷:《神农本草经》记载"长肌肤,润泽颜色,可作面脂"。无论是千金面脂方还是玉容散中都记载白芷是制作面脂的主药,可以美白,又可美体。白蔹:《药性论》记载"可治面上疮疱"。白茯苓:《本草品汇精要》记载"白茯苓为末,合蜜和,敷面上疗面疮及产妇黑疱如雀卵"。白及:《药性论》记载"治面上疮,令人肌滑",《本草纲目》记载"洗面黑、祛斑"。白术:《药性论》记载"主面光悦,驻颜祛斑",用白术蘸酒(或醋)如研磨之状,均匀涂抹脸上可美白,治疗雀斑和黑斑,李时珍曾说此药治雀斑"极致"。白芍:《神农本草经》记载,白芍"主邪气腹痛,除血痹,破坚积寒热,疝瘕止痛,利小便,益气",是美容良药。白附子:润肤白面、灭瘢除黑,美白、祛斑、祛瘢痕、治疗面部色斑、祛风润肤。该方在临床上用于美白,祛汗斑、瘢痕疙瘩、粉刺

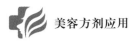

等,并常常用作美容添加剂或防腐剂于护肤品中。

【适应人群】面色较黑或皮肤萎黄者,或有汗斑、粉刺、瘢痕疙瘩,久治不愈的人群。

【参考】此方是孙思邈《备急千金要方》中的美白名方,只能外用做面膜,有很好的疗效。如果是油性皮肤,最好使用蛋清和七子白混合,如果是中性、干性皮肤,最好使用蜂蜜和七子白混合,冬天再加入牛奶混合外用。

【附方】令面光白腻润方。组成:白芷、白蔹、白术各 30 g,白附子、茯苓、细辛各 10 g,白及 15 g。功效:美白腻润,祛黑斑面皱。用法:上药捣为极细粉,以鸡蛋清调匀,每晚洗净面后涂面,功效极妙。

养 容 方
《内外十三科验方五千种》

【组成】白菊花 30 g,梨汁半碗,白果 30 g,白蜜 30 g,人乳半盅,白酒酿半盅。

【用法】先将白菊花、梨汁以好酒煎浓汁,再将白果捣烂,并将白蜜、人乳研在一处,卧时搽面上,次晨洗之,久用颜如童子。

【功效】美白润肤。

【方解】白菊花清肺润肤,肺主皮毛,故有美容养颜之功。梨营养丰富,滋润多津,是养阴润肺祛皱之佳品。白果养生抗衰,美白养颜。人乳具有生津液、美白养颜等多种功效。白酒温通经脉,可防止阴柔碍胃。本方具有祛斑洁肤、润肤增白的作用。

【适应人群】皮肤干燥多皱,面色暗黄的患者,兼治面部雀斑。

【参考】此方既可作为外用的方剂也可以内服,作为内服的方剂可以根据体质的类型加茯苓、当归、川芎、白芷等中药。白果含有维生素 B、胡萝卜素,以及多种氨基酸、蛋白质、脂肪、糖类,具有抗衰老、抗过敏、抗微生物的功效。

【附方】美白方:白果 30 g,白菊花 10 g,雪梨 4 个,牛奶 200 g,蜜糖适量。首先,将白果去壳,用开水烫去衣、去心,将白菊花洗净、取花瓣备用,雪梨削皮、取梨肉切粒;然后将白果、雪梨放入锅中,加清水适量,猛火烧沸后改用文火煲至白果烂熟;最后,加入菊花瓣、牛奶,煮沸,用蜜糖调匀便可食用。清香淡雅,甜润可口。需用美容方而无人乳时,可用此方代替。

白 杨 皮 散
《肘后备急方》

【组成】冬瓜子仁 250 g,桃花 200 g,白杨皮 100 g。

【用法】上药为末。食后服 6 g,日 3 次。30 日面白,50 日手足俱白。欲白,加冬瓜子仁;欲赤,加桃花。

【功效】美白润肤。

【方解】冬瓜子仁味甘,性寒,能清上焦肺部蕴热和除下焦大肠积热,还有排脓消肿作用。冬瓜子仁内含脂肪油酸、瓜氨酸等成分,有淡雀斑的功效,"久服之,面如花色"。桃花、白杨皮有活血清热除湿作用。本方对面部皮肤色素沉着者有增白效果。

【适应人群】面部色斑的患者,久服令皮肤白,也主治面与手足黑。

【参考】白杨皮散加入白蜜也可以制作成丸剂,作为内服的方剂可以根据体质的类型进行加减,如脾虚加茯苓、白术;肝气郁结加茉莉花、当归、川芎、白芷等中药。

【附方】隐居效验方。组成：乌贼骨、细辛、栝楼、干姜、花椒各 90 g。功效：美白祛斑褪黑。用法：将上药切碎，以米酒浸渍 3 日，再以牛髓 1000 g 煎之，以酒气尽药成，打粉涂面。主治：面黑、雀斑、烧伤后瘢痕。

桃花白芷酒
《浙江中医杂志》

【组成】桃花 250 g，白芷 30 g，白酒 1000 mL。

【用法】农历三月初三或清明前后，采集东南方向枝条上花苞初放不久的桃花，与白芷同浸于酒中，容器密封，1 个月后即可食用。每日早上或晚上饮酒 1～2 盅，同时倒少许酒于掌中，双手对擦，待手发热后，来回擦面部患处，一般使用 30～60 日后，面部黑斑可消失，面色变红润光泽。

【功效】活血通经络，润肤祛黑斑。

【方解】白芷外用为美容要药。《神农本草经》谓白芷"长肌肤，润泽颜色，可作面脂"，古代美容方中多用之。中医认为桃花能活血化瘀，祛除黄褐斑，还能排毒养颜。白酒能直达面部，活血，改善面部血液循环，加速黑色素的排出，与桃花相配能加强祛黑斑的疗效。

【适应人群】面色晦暗的黑斑、黄褐斑，或妊娠、产后面黯等证者。

【参考】孕妇、乳母只可外用，忌内服。采集桃花时间系农历三月初三或清明前后，采集东南方向枝条上花苞初放及开放不久的桃花。

【附方】单方白芷面膜：用白芷粉加水或蜂蜜，做成面膜，敷于长痘处可以消疮、增白。

莹肌如玉散
《普济方》

【组成】绿豆粉 60 g，白及、白芷、白蔹、白僵蚕、白附子、天花粉各 30 g，甘松、山柰、茅香各 1.5 g，零陵香、防风、藁本各 6 g，皂角 100 g。

【用法】上药晒干打成细粉，每日洗脸时倒入 10 g 于水中，化开后洗脸。

【功效】美白润肤，润泽肌肤，并除垢腻。

【方解】白僵蚕、白蔹富含淀粉及黏液质，可滋润肌肤，养颜美容。白及味苦、甘，性平且涩而黏滑，外用可润滑肌肤，除面上疮。《药性论》曰："治面上疮，令人肌滑。"《本草纲目》曰："洗面黑、祛斑。"有收敛止血、消肿生肌、清热祛风的功能，能淡斑护肤、增白洁肤、紧实收敛、消除皱纹，对黄褐斑、青春痘、面疱、面部细纹有明显的疗效，是古代美容的常用药。防风可散风透疹。甘松芳香辟秽，可使肌肤血液循环加速，改善肌肤营养。白附子能去面上雀子斑、酒刺。零陵香辛香温润，祛风润肌，可促进肌肤血液循环，改善肌肤营养，芳香辟秽。山柰芳香辟秽，通达毛窍。绿豆清热解毒，具有良好的黏着性，可吸附皮肤表面的污垢达到除垢的目的。皂角是一种表面活性剂，具有起泡、分散、乳化和洗净的作用，能除湿毒，治疮毒、咳嗽痰喘等。白芷、防风和藁本，都是祛风解表、除湿的良药，能抑制病菌、病毒损伤皮肤。茅香、零陵香粉剂芳香扑鼻。莹肌如玉散香气袭人，除湿解毒，又能让皮肤变得白嫩，三效合一，粉刺自然消除。

【适应人群】主治皮肤粗糙、雀斑、粉刺、汗多、身有异味者。

【参考】以上制备的药粉，每次使用 5～10 g，加蛋清、牛奶、蜂蜜调匀，将其均匀涂抹于面部,20 min 后洗净即可。最初每周可以每日使用 1 次,以后每周使用 2~3 次,坚持使用,可使肌肤面白如玉,晶莹剔透。

【附方】莹肌如玉散(《卫生宝鉴》卷二十):楮实子 150 g,白及(肥者)30 g,升麻(内白者)250 g,甘松 20 g,白丁香 15 g,连皮砂仁 15 g,糯米 500 g,三赖子 20 g,绿豆 150 g,皂角 1500 g。功效:去垢腻,润泽肌肤。主治黑斑、粉刺、皮肤瘙痒。

澡 豆 方
《普济方》

【组成】白鲜皮、白僵蚕、白芷、白附子、鹰屎白、白术、甘松、甜瓜子仁、细辛、杏仁、白檀香、藁本、冬瓜子各 100 g,白梅肉、鸡子白、猪胰各等分。

【用法】前十三味药捣为散,入后三味同捣匀,每洗面常用之。

【功效】美白润肤泽面。

【方解】澡豆方是明代记载的洗面浴身的著名方剂,相当于现代的香皂、沐浴露。该方以白鲜皮、白芷、白附子、细辛、藁本祛风止痒,白僵蚕、甜瓜子仁、杏仁、冬瓜子、白梅肉、鸡子白、猪胰美白润肤泽面。鹰屎白养颜润肤,现多弃之不用。白檀香、甘松香身香体。白术健脾祛湿。

【适应人群】广泛用于汗多身有异味,皮肤干燥,面部不荣者。

【参考】此方为 700 年前的香皂,古名澡豆。作用广泛,外洗具有祛风止痒,润肤白面,去垢香身等多种作用,是值得研究开发的一个古代名方。

枸 杞 煎
《外台秘要》

【组成】枸杞子、生地(取汁)各 1500 mL,杏仁 30 g,人参、茯苓各 3 g,天冬(取汁)1500 mL,白蜜、酥油各 2500 mL,牛髓 1 具。

【用法】先煎汁如稀汤,再纳诸药煎如膏,每次服 2 匙,合酒服用。

【功效】调养脾肾,延年益寿,养生悦色。

【方解】本方以枸杞、生地、牛髓、天冬补养肝肾之阴,人参、茯苓补养脾胃之气,杏仁宣肺走表,美白润肤。白蜜润肤滑肠。诸药合用具有肺、脾、肾三脏共调,养生延年美肤之效。

【适应人群】适用于肺气虚,面色不荣,脾肾两虚,气血不足,精血亏损之未老先衰,面色不华,精力不济,面色憔悴者。

【参考】《外台秘要》系唐代王焘编撰的医书。此方调理肺、脾、肾三脏,以达养生悦色之功效,颇具美容养生之大法。

鹿 角 膏 方
《普济方》

【组成】鹿角霜 60 g,牛乳 600 mL,川芎、细辛、白术、白蔹、白附子各 30 g,酥油各 90 g,杏仁(炼成膏)30 g,天冬 45 g,白芷 120 g。

【用法】将上药捣为末,经罗筛,加入杏仁膏。再次研细后,加牛乳、酥油,小火熬成膏,每晚涂面,次晨用淘米水洗净。

【功效】滋润肌肤,益气活血,悦泽美容,祛皱防皱。

【方解】鹿角霜补益精血、活血祛瘀,牛乳是养面润肤之良药,川芎、细辛、白芷、白蔹、白附子是祛风止痒常用之品,天冬、杏仁、酥油是美白润肤的首选。白术健脾祛湿。全方可以补精血,荣颜面,祛风湿,止瘙痒,养阴去皱。

【适应人群】适用于精血不足,面色不荣,风燥瘙痒,易生皱纹者。

【参考】此方组成颇有深意,不少青中年女性失于调养,加之先天不足,后天失养,未老先衰,面色枯槁,四肢不温,可用此方外洗。

千金十香丸
《千金翼方》

【组成】沉香、麝香、白檀香、青木香、零陵香、白芷、甘松香、藿香、细辛、川芎、槟榔、豆蔻各30 g,香附子15 g,丁香1 g。

【用法】捣上药筛为末,炼蜜为丸,如梧桐子大,日日含用,咽津味尽即止。

【功效】芳香辟秽,香口香体。

【方解】此方含麝香、沉香、白檀香、青木香、零陵香、甘松香、藿香、白芷、香附、丁香十味富含芳香之品的药物,集众多芳香之品于一方,具有除臭香身,醒脾健胃等功效。细辛辛温散寒,川芎活血行气,槟榔、豆蔻化湿祛邪,以祛除在里的秽浊湿邪。全方合用共奏芳香辟秽、香体香口之功效。类似于现代的口香糖。

【适应人群】适用于口臭、体臭、腹胀纳差、痰湿较重、苔腻脉濡者。

【参考】此方即古代的除口臭良方。若能加工提取制成现代香口之品,既可芳香健脾,又能香口除臭。

纯阳红妆丸
《普济方》

【组成】补骨脂、胡桃肉、葫芦巴各1000 g,莲肉250 g。

【用法】共研粉末,以酒相伴为丸,如梧桐子大。每日1次,每次30丸,空腹酒下。

【功效】补肾助阳,温养皮肤,悦泽面容。

【方解】本方为驻颜美容的内服方,肾主藏精化气而滋养皮肤,肾阳不振可使容貌憔悴不华。本方选用专温肾助阳的补骨脂、胡桃肉、葫芦巴、莲肉四药,温脾肾,逐寒湿,使脏腑功能正常,气血旺盛,则颜面肌肤得以充养濡润,肤色红润而富于光泽。本方中补骨脂、葫芦巴、胡桃肉均为中医常用补肾助阳之药。其中,胡桃肉更是一味补肾润肤美容佳品,配以健脾宁心之莲肉,四药共奏温养皮肤,防止色素沉着,防止皮肤老化的功效。本方对于肾阳衰弱而至面色萎黄,色素沉着,眼眶发黑者尤为适用。方中四药除莲肉外皆偏温,对肾阳虚、水邪上泛所致的面黑、色黯黑等可有较好疗效。

【适应人群】肾阳虚型黄褐斑患者,尤其对肾阳衰弱而导致面色萎黄,面生黑斑,眼眶发黑者更为适用。

【参考】本方四味除莲肉外均为补肾助阳之药,温阳而不燥,温润相济,共奏温养皮肤、防止皮肤老化、祛除黑斑、悦泽颜面之效,实为药精效专之良方。

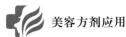

变白方
《太平圣惠方》

【组成】云母粉、杏仁各等分，黄牛乳。

【用法】杏仁去皮尖，上药研细，入银器中，以黄牛乳拌，略蒸过。夜卧时涂面，次晨用温水洗之。

【功效】美白润肤，兼祛瘢痕。

【方解】方中云母粉为护肤泽颜要药。《名医别录》一书认为云母粉能"坚肌续绝"，"悦泽不老"；杏仁为养生驻颜要药，在古代美容方中常被选用；牛乳能滋脏腑，润皮肤。本方药物少而精，经常涂面，能使面部逐渐变白，对斑点、瘢痕也有良好的消退作用。

【适应人群】黄褐斑等色素沉着及瘢痕的人群。

【参考】云母具有良好的弹性、韧性、绝缘性，耐高温、耐酸碱、耐腐蚀、附着力强等特性，是一种优良的添加剂。海扬化妆品级云母具有独特的片状结构、丝绢光泽及柔滑质感，使化妆品粉质如丝般轻盈细腻。自然的质感让肌肤有极佳的亲和性及晶莹靓丽的效果，赋予化妆品触感柔软、光泽柔和、亲和力佳、贴肤力强等特点，是化妆品行业首选的高档粉质原料。产品广泛应用于粉饼、蜜粉、眼影、粉底液、腮红等众多领域。

第八章 祛痤剂

凡由清热解毒、活血祛瘀、化痰散结等药物组成,具有消除痤疮、洁面美颜等作用,治疗痤疮的方剂,称为祛痤剂。本类方剂是根据导致痤疮常见的病因病机,确立相应治法后组方。属于"八法"中的"清法""消法"等范畴。

痤疮是一种以颜面、胸、背等部位生出丘疹如刺,可挤出白色碎米样粉汁为主要临床表现的皮肤病,好发于青春期。

病变发生的部位在肌肤,其色有红有白,在脏发于肺、脾、肾,可累及肝、胃。有气分、血分之分,凡新发色白者属于气分,宜清气宣散;色红者属于血分,宜凉血活血。在肺者多外伤于风,在肝者多内伤于七情,在脾者易生痰,在胃者多为实热与脓肿。热盛日久易伤阴耗血,而致阴虚火旺,夹痰夹瘀。日久反复发作者,多由于痰热瘀虚交阻而成慢性过程,甚至留有瘢痕难愈,故在治疗上应疏风、清热、解毒、活血、除湿、化痰、散结、滋阴降火灵活运用。由于素体阳热偏盛,肺经蕴热,复受风邪,熏蒸面部而发者宜疏风清热;过食辛辣肥甘厚味,助湿化热,湿热互结,上蒸颜面而致者宜清热除湿解毒;脾气不足,运化失常,湿浊内停,郁久化热,热灼津液,煎炼成痰,湿热瘀痰凝滞肌肤而发者宜除湿化痰,活血散结;由于七情不遂,郁久化火者宜疏肝解郁清热;热盛日久伤阴,阴虚火旺者,宜滋阴降火;因居处环境改变引起的,宜改变饮食和生活习惯,并且配合其他治法;如因外用化妆品不适引起,应该及早停止使用,同时配合药物治疗。

本类方剂多用苦寒之品,如黄芩、枇杷叶、金银花、连翘等,久服易伤脾胃,故宜中病即止或配伍顾护脾胃阴血之药。又如兼活血化瘀之品者,体虚出血,妇女经期、孕妇等慎用或禁用。

代表方剂如枇杷清肺饮、凉血清肺饮、消痤汤、治痤疮面膜散等。

痤疮的治疗应该外用和内服同时进行。并且注意饮食清淡,皮肤清洁,不要滥用化妆品,禁止挤压以免导致扩散,愈后遗留瘢痕。

枇杷清肺饮
《医宗金鉴》

【组成】枇杷叶 10 g,桑白皮(鲜者更佳)10 g,黄连 6 g,黄柏 6 g,人参 3 g,甘草 3 g。

【用法】水一盏半,煎七分,食远服。外用颠倒散(大黄、硫黄各等分,研细末,共合一处,再研匀,以凉水调敷),缓缓自收功也。

【功效】清宣肺热,解毒消痤。

【方解】本方证由平素过食辛辣,积热于胃,上蒸于肺,复感风热所致。方中枇杷叶甘苦微寒,质轻而宣。肺宜宣,入肺清宣肺热;甘寒而降,热宜降,入胃降气,入肺泄热;故能清宣肺胃之热。桑白皮甘寒,清泻肺中伏火,合枇杷叶外宣内泻。黄连、黄柏清热解毒而去疮痈,合枇

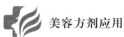

杷叶、桑白皮清肺泻胃。热盛则伤津耗气,少量人参,一则入肺、胃以生津,二则扶正以防邪气入内,三则可鼓邪外出。甘草有调和诸药之宣、清、泻、养之功。各药合用,共奏清宣肺胃、解毒疗疮、生津之功,可使外邪得宣,里热得清,疮毒得去,为治疗痤疮之首方。

【适用人群】痤疮初期,丘疹色红,或有痒痛,或有脓疱,伴口渴喜饮,大便秘结,小便短赤,舌红苔薄黄,脉弦滑或浮数。

【参考】肺胃郁热,邪自外受,由外风引动内热,郁遏于肌肤则发为粉刺丘疹,色红,或有痒痛;胃热内蕴,不能透发,郁于肌腠,肉腐成脓则生脓疱;里热亢盛,津伤则口渴喜饮,大便秘结,小便短赤;舌红、苔薄黄、脉数均为肺胃热盛之症。治宜清宣肺热。本方为治肺胃郁热而致的痤疮的常用方。临床以丘疹色红,或有痒痛,舌红苔薄,脉浮数为辨证要点。风热盛者加连翘以疏风清热解毒;瘙痒不止者加荆芥、白芷以祛风止痒,表散疮痛;口干者加天花粉以清热生津,消肿排脓。便秘者加牛蒡子以宣肺透疹,解毒消肿,润肠通便;小便短赤者加紫草、木通以透疹解毒,导热下行。

【附方】加味枇杷清肺饮(《中国医药学报》):薏苡仁、生地、枇杷叶各30 g,皂角刺、炮山甲各15 g,赤芍、桑白皮、知母、黄柏、牡丹皮各10 g,白芷、白僵蚕各6 g。用法:水煎服。功效:清热利湿,凉血活血,消肿排脓。主治:湿热日久,血热血瘀导致的粉刺质硬色黯。

枇杷清肺饮
《皮肤病中医诊疗学》

【组成】枇杷叶、栀子、连翘、赤芍、桑白皮各10 g,黄芩、牡丹皮、红花、凌霄花各6 g,生地、冬瓜仁、冬瓜皮各12 g。

【用法】①水煎服,每日1剂,早晚服,15天为1个疗程(用于痤疮Ⅲ级/Ⅳ级等严重者)。②方便服法,每副药大约100多克,粉碎后分装5小袋,可作5次用,2天半的量,上午、下午各1小袋,用大杯子沸水冲泡,热闷5 min后滤渣代茶饮,每小袋可泡2次,代茶饮可加冰糖或蜂蜜适量调节口感。周期则相对延长至每疗程20天,效果也佳。

【功效】清宣肺热,凉血活血。

【方解】本方治疗肺热蕴盛,热入血分的痤疮。方中用枇杷叶、桑白皮、黄芩宣肺清肺;栀子、连翘清热解毒消痤;生地、赤芍、牡丹皮、红花、凌霄花清热凉血,活血散瘀;冬瓜仁、冬瓜皮清泄肺胃。全方具有宣、清、化、养的综合作用,是治疗肺胃蕴热、波及血分致生痤疮的良方。

【适用人群】痤疮初生、额部及鼻周较多。症见丘疹色鲜红聚集,状如粟米,可挤出白粉色油状物,皮疹以鼻周围为多,亦可见于前额,间或有黑头粉刺,且伴口鼻干燥,大便干结,舌红苔黄,脉洪数。

【参考】此方所治的痤疮,体质属湿热较重,气分血分同病,既凉血,又清肺,临床很常见。此方组方全面,凡属于气血瘀滞者皆可用之。

【附方】治痤疮面膜散(《中医外科杂志》):黄连、大黄、苦参、天花粉各120 g,土茯苓、白芷、白及各100 g,甘草80 g。制法:上药研成细粉,过80目筛,加入硫黄粉80 g,再按2∶1比例加入医用淀粉,即为面膜散。用法:嘱患者用温水、肥皂水净面后仰卧,取面膜散60~80 g,加入开水调成糊状,用敷料遮盖好口、眼部,然后将药糊敷在面部,厚4~5 mm,再用软塑料薄膜贴在药糊外,用手轻轻拍数下(注意保持鼻孔通气流畅),待40 min后,揭去塑料膜,用压舌板刮掉面膜,用干毛巾擦净面部,嘱患者治疗当天不许洗脸,少食辛辣、肥甘之品,多食蔬菜,保持睡眠充足。隔日治疗1次,7次为1个疗程。

消痤汤
《贵阳中医学院报》

【组成】生石膏 30～60 g,生地 20～30 g,知母、淡竹叶、荆芥、连翘、黄芩、蒲公英、赤芍、紫草、桔梗各 10 g,千里光 20 g,夏枯草 15 g,甘草 6 g。

【用法】水煎服,每日一剂,分两次内服。

【功效】疏风清热,清宣肺胃,活血解毒。

【方解】本方用石膏、知母、淡竹叶清泄肺胃之热,荆芥、桔梗宣散泻热,连翘、黄芩、蒲公英、千里光清热解毒,生地、赤芍、紫草清热凉血,夏枯草清热散结,甘草调和药性。全方具有疏风泻热、清热解毒、凉血活血、消除痤疮之功效,是近代防治肺胃热毒壅甚所致痤疮的良方。

【适用人群】肺胃实热日久,血热血瘀,复受外风的粉刺色红、肿痛,质地坚硬,或有瘙痒。

【参考】消痤汤所治的痤疮,临床十分常见,大多因为饮食过于辛热,日久则肺胃热毒壅于头面,口渴多饮,体壮毒甚。此方清泄肺胃之力甚强,可供临床加减应用。

【附方】凉血清肺饮:生地、金银花、茵陈、白花蛇舌草各 30 g,益母草、浙贝母、连翘、紫花地丁各 12 g,炒牡丹皮、黄芩、赤芍、桃仁各 10 g,炒知母、枇杷叶各 6 g。用法:水煎服。功效:凉血活血,清热利湿,解毒散结。主治:血热血瘀粉刺兼有湿热者。

凉血清肺饮
《朱仁康临床经验集》

【组成】生地 30 g,牡丹皮 9 g,赤芍 9 g,黄芩 9 g,知母 9 g,生石膏 30 g,桑白皮 9 g,枇杷叶 9 g,甘草 6 g。

【用法】水煎服,一日三次。

【功效】清热凉血,解毒消痤。

【方解】方用生地、牡丹皮、赤芍清热凉血,石膏、知母、桑白皮、黄芩清泄气分热毒,枇杷叶宣肺散邪,甘草调和药性。全方药少、量重,尤以生地、石膏为最,是凉血、清肺、消痤的良方。

【适用人群】肺胃积热,上蒸于肺而成肺风,粉刺、酒刺、痤疮、酒渣鼻等证属于气血两燔的人群。

【参考】凉血清肺饮是我国著名皮肤科专家朱仁康的验方,痤疮凡属气血热毒壅甚者,均可以此方加减化裁。

【附方】治痤疮面膜粉(《常见皮肤病治疗》):金银花、黄芩、牡丹皮、凌霄花、连翘、白茯苓各 10 g,白花蛇舌草 20 g,珍珠粉适量。用法:上药研为细末,清洁皮肤后用负离子喷雾机喷雾 5～15 min,然后把中药面膜粉约 25 g 用温水调成糊状,薄敷于面部,然后用温水把医用石膏粉调成糊状,均匀覆盖其上半小时后除去,清洁皮肤。每周治疗 2 次,治疗 4 周。

黄芩清肺饮
《外科正宗》

【组成】川芎、当归、赤芍、防风、生地、干葛、天花粉、连翘、红花各 3 g,黄芩 6 g,薄荷 1.5 g。

【用法】水二盅,煎八分,食后服,用酒一杯过口。

【功效】疏风清肺,活血散血。

【方解】黄芩清肺饮是明朝著名外科专家陈实功所著《外科正宗》所载的方剂。方中用防风、干葛、薄荷疏风散血,当归、赤芍、生地、川芎、红花凉血活血,连翘、黄芩清热解毒,天花粉清热散结消肿。组方深得清、宣、散、化的奥妙,凡属痤疮初期,肺风热毒壅于头面,均可用此方加减。

【适用人群】血瘀于内复受风热之肺风、粉刺,酒渣鼻初起红色,久则肉勉发肿者。

【参考】陈实功是明代著名的外科专家,其对肺风粉刺(痤疮)的病因、病机颇有研究,所载方剂切实可用,疗效显著,足可效法。

仙方活命饮
《校注妇人良方》

【组成】白芷六分,贝母、防风、赤芍、当归尾、甘草、炒皂角刺、炙穿山甲、天花粉、乳香、没药各一钱,金银花、陈皮各三钱。

【用法】用酒一大碗,煎五七沸服。(现代用法:水煎服,或水酒各半煎服。)

【功用】清热解毒,消肿溃坚,活血止痛。

【方解】本方主治痈疡肿毒初起而属于阳证者。阳证痈疡多由热毒壅聚,气滞血瘀痰结所致。热毒壅聚,营气郁滞,气滞血瘀,聚而成形,故见局部红肿热痛;邪正交争于表,故身热凛寒;正邪俱盛,相搏于经,则脉数有力。阳证痈疮初起,治宜以清热解毒为主,配合理气活血,消肿散结之法。方中金银花性味甘寒,最善清热解毒疗疮,前人称为"疮疡圣药"。然单用清热解毒,则气滞血瘀难消,肿结不散,又以当归尾、赤芍、乳香、没药、陈皮行气活血通络,消肿止痛。疮疡初起,其邪多羁留于肌肤腠理之间,更用辛散的白芷、防风相配,通滞而散结,使热毒从外透解;气机阻滞每可导致液聚成痰,故配用贝母、天花粉清热化痰散结,可使脓未成即消;炙穿山甲、炒皂角刺通行经络,透脓溃坚,可使脓成即溃。甘草清热解毒,并调和诸药;煎药加酒者,借其通瘀而行周身,助药力直达病所。诸药合用,共奏清热解毒,消肿溃坚,活血止痛之功。

本方以清热解毒、活血化瘀、通经溃坚诸法为主,佐以透表、行气、化痰散结,其药物配伍较全面地体现了外科阳证疮疡内治消法的配伍特点。

前人称本方为"疮疡之圣药,外科之首方",适用于阳证而体实的各类疮疡肿毒。若用之得当,则"脓未成者即消,已成者即溃"。

【适用人群】阳证痈疡肿毒初起。红肿焮痛,或身热凛寒,苔薄白或黄,脉数有力。痤疮初期红肿热痛者可以此方加减。

【参考】本方是治疗热毒痈肿的常用方,前人云此方"疡门开手攻毒之第一方",凡痈疡肿毒初起属于阳证者均可运用。临床应用以局部红肿焮痛,甚则伴有身热凛寒,脉数有力为辨证要点。红肿痛甚,热毒重者,可加蒲公英、连翘、紫花地丁、野菊花等以加强清热解毒之力;便秘者,加大黄以泻热通便;血热盛者加牡丹皮以凉血;气虚者加黄芪以补气;不善饮酒者可用酒水各半或用清水煎服。此外,还可以根据疮疡肿毒所在部位的不同,适当加入引经药,以使药力直达病所。本方除煎煮取汁内服外,其药渣可捣烂外敷。

五味消毒饮
《医宗金鉴》

【组成】金银花三钱,野菊花、蒲公英、紫花地丁、紫背天葵子各一钱二分。

【用法】水一盅,煎八分,加无灰酒半盅,再滚二三沸时,热服,被盖出汗为度。

【功用】清热解毒,消散疔疮。

【方解】本方多用于由热毒壅滞于肌肤,以致气血壅滞而导致的各种疔毒、疮疡。若火毒势猛,发于颜面易致"疔疮走黄",发于手足易引起"红丝疔",为外科急危证,治疗以清热解毒,消散疔疮为主。方中重用金银花入肺、胃经,可清解中上焦之热毒,散结消肿。野菊花入肝、肺经,清热解毒,助金银花宣散,使药力直达肌腠,二药相配,善清气分热结。蒲公英、紫花地丁均具清热解毒之功,为治疗痈疮疔毒之要药,蒲公英兼能利水通淋,泻下焦之湿热,与紫花地丁相配,善清血分之热结。紫背天葵子能入三焦,善除三焦之火。诸药合用共奏清热解毒、消散疔疮之功,使气血同清,三焦同治,兼能开三焦热结,利湿消肿而除热毒。

【适用人群】疔疮初起。发热恶寒,疮形如粟,坚硬根深,状如铁钉,以及痈疡疖肿,红肿热痛,舌红苔黄,脉数。痤疮发于颜面,热毒壅甚疼痛者,可用此方加减。

【参考】本方用于疔疮初起证,临床应用以疮形如粟,坚硬根深,状如铁钉,初起患处痒麻,继则红肿热痛,发热,舌红苔黄,脉数为辨证要点。热重,可加黄连、牡丹皮、连翘清热、消壅、散结;甚者合用黄连解毒汤。热毒结于营血合用犀角地黄汤。疔疮加重楼,间服蟾酥丸。乳痈加栝楼皮、贝母、青皮、橘叶。

天葵薏苡仁粥
《中医杂志》

【组成】鲜紫背天葵 50 g(干品 15 g),薏苡仁 30 g。

【用法】用淘米水煎半小时成粥,内服半小碗,同时取热汁适量擦洗患处,隔日一剂,分三次服完。或煎汤代茶饮。

【功效】清热,利湿,解毒。

【方解】本方证多因平素喜食肥甘厚味之物,湿热内生,随汗出结于肌肤所致。湿热浸淫于肌肤,则皮肤油腻;气血壅滞则皮疹红肿热痛;热盛气血腐化成脓则生脓疱。口臭,大便黏腻不爽,小便短赤,舌红苔黄腻,脉滑数均为湿热内盛之症,治宜清热利湿解毒。方中紫背天葵辛散,苦泄,寒清。外可消肿散结,内可清热解毒,下可利水通淋以除湿毒,利三焦。薏苡仁甘、淡、微寒,上清肺金之热,下利肠胃之湿,利湿以清热解毒,强脾胃以绝湿热之源。淘米水顾护脾胃,性凉清收。全方外达、内清、下渗,通畅三焦水道,导热下行,做粥势缓而益脾胃,祛邪而不伤正,共奏清热利湿解毒之功。

【适用人群】湿热内盛的粉刺。颜面、胸背部皮肤油腻,皮疹红肿疼痛,或有脓疱。口臭,大便黏腻不爽,小便短赤,舌红苔黄腻,脉滑数。

【参考】本方是治疗湿热内盛粉刺的代表方。临床以皮肤油腻,皮疹红肿疼痛,或有脓疱,大便黏腻不爽,舌红苔黄腻,脉滑数为辨证要点。湿性缠绵,难以速效,故以淡渗甘补为主。渗湿不忘健脾,清热谨防伤中。本方清热有余,利湿不足,可以酌情加入木通、益母草、泽泻等利水药以增强利湿的作用。伴腹胀,舌苔厚腻者,加生山楂、鸡内金、枳实以消导行气,化积散

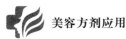

结。脓疱较多者加白花蛇舌草以加强清热解毒、消痈利湿之效。湿甚于热,兼脾胃虚弱者可合参苓白术散;热甚于湿,大便秘结者合茵陈蒿汤。

【附方】消痤汤(《内蒙古中医药》):紫草、皂角刺、当归、白芍、薏苡仁、栀子、黄芩各 10 g,生地 20 g,蒲公英 30 g,连翘、金银花各 15 g,甘草 6 g。用法:水煎服。功效:清热利湿,凉血解毒,散结。主治:湿热内盛伤血,血热之粉刺。

桃红四物汤加减
《中医外科学》

【组成】生地 30 g,当归 12 g,赤芍 10 g,白芍 10 g,桃仁 10 g,红花 10 g,牡丹皮 12 g,丹参 12 g。

【用法】水煎服,一日一剂。

【功效】凉血活血。

【方解】本方证由血瘀日久化热所致。血瘀日久化热,积而不散,则发为粉刺,色黯红,质地坚硬,肿痛明显。瘀血内阻,热扰心神则心烦,血瘀气滞则胸闷。舌红苔黄,或见瘀点,脉弦数均为血瘀化热之症。方中重用生地甘寒入血,凉血养血。牡丹皮、丹参、赤芍凉血散血,破瘀散结。桃仁、红花化瘀。当归、白芍调血、养血。各药配伍共奏凉血活血之功,使凉血而不留瘀,活血而不伤血,清养并施,动静结合,清凉而不寒滞,可使瘀血去,血热清,血得养而瘀热除。

【适用人群】瘀热粉刺。丘疹色黯红,肿痛明显,质地坚硬,或兼有心烦,胸闷,舌红苔黄,或见瘀点,脉弦数。

【参考】本方重在凉血活血养血。临床以丘疹色黯红,肿痛明显,质地坚硬,舌红苔黄,或见瘀点,脉弦数为辨证要点。气滞者,可加青皮、郁金。伤阴者,可加玄参。若囊肿化脓形成脓肿者,可以加贝母、穿山甲、皂角刺、野菊花;若结节肿硬不消者,加皂角刺、夏枯草、王不留行,亦可内服大黄蛰虫丸,每次一丸,一日两次。

【附方】(1) 五参丸(《普济方》):人参一钱,丹参一钱,苦参一两,沙参一两,玄参一两。用法:上药研为末,用胡桃仁五钱,重杵碎为丸,如梧桐子大。每服二十丸,茶汤送下,一日三次,食后服。功效:清热凉血,燥湿止痒,益气养阴。主治:酒刺,面疮。

(2) 治痤疮方(《西南国防医药》):鸡爪黄连、黄柏、黄芩、苦参、金银花、紫花地丁、栀子、野菊花、蒲公英、生槐花、夏枯草、贝母、枳壳各 10 g,甘草 3 g。用法:上药煎煮后过滤去渣,冷却后放入冰箱无菌存放备用。让患者平卧在床上,用消毒毛巾包头,用温水和洗面奶轻轻清洁皮肤表面的灰尘和油脂,面部皮损处用 75%酒精棉球消毒,然后用痤疮针剔掉黑头粉刺及脓液,使毛孔排泄通畅。消除每个脓疱时需要单独使用一个酒精棉球,以防感染扩散,将以上中药液加入面膜粉,调成糊状,敷于面部 15~20 min,每日一次,连续 10 日为一个疗程,常规治疗两个疗程。

(3) 三黄苦参膏(《宫廷秘方》):黄芩、大黄、黄柏、苦参各等分。用法:研为细末,以水和匀,日频擦患处。功效:清热解毒。主治:痤疮。

第九章 祛斑剂

凡由消除各种色斑的药物或食品组成,以活血化瘀、调经润肤、补益肝肾、祛风解毒、治疗各种色斑为主要功效的方剂,统称为祛斑剂。

皮肤光滑柔嫩,红白隐隐,无皱无斑,是广大爱美人士最普遍的追求,古人多用玉容、红颜来形容。千百年来,古人在祛斑方面积累了大量的秘方、验方,食疗、果蔬应有尽有,可惜未单独专门论述。本章收集了古今组方严谨、疗效显著的代表方以剖析,欲使这一宝库发扬光大。

黄褐斑属于中医"面尘""肝斑""黧黑斑"等范畴,是一种色素代谢障碍引起的面部色素沉着性疾病,属于难治性疾病,也是皮肤科常见病之一。该病发病机理复杂,真正的发病原因目前尚不十分清楚,多数学者认为可能与紫外线照射、内分泌紊乱、妊娠、口服避孕药、氧自由基蓄积、微量元素含量异常、内脏疾病和局部微生态失衡等因素有关。中医认为当由七情内伤、饮食劳倦、风邪外客、痰浊瘀滞等导致肝气郁结、脾失健运、肾虚不足等脏腑功能失常,终至气血不能上荣于面,浊瘀阻于面部而成黄褐斑。

色斑的种类很多,除黄褐斑外还有黑斑、老年斑、肝斑、妊娠斑、雀斑、瘢痕等,必须辨清病因,辨证施治。

外用护肤简便易行,但应选用高档次的疗效确凿的名牌产品;内服方剂具有治本优势,必要时应联合以取得更好的疗效。

常用的祛斑药有当归、益母草、丹参、川芎、桃仁、红花、白芷、月季花、泽兰等,代表方有化斑汤、菟丝化斑汤、消斑饮等。

化 斑 汤
《临床皮肤科杂志》

【组成】珍珠母 20 g,白僵蚕 9 g,白菊花 9 g,茵陈 12 g,夏枯草 12 g,六月雪 12 g,丝瓜络 9 g,赤芍 9 g,白芍 9 g,白茯苓 12 g,甘草 3 g。

【用法】每日一剂,两周为一个疗程。

【功效】平肝潜阳,化湿通络,化瘀消斑。

【方解】方中珍珠母性寒味咸,平肝清肝,祛风养颜濡肤,六月雪、白僵蚕、白菊花平肝熄风,夏枯草平肝泻火散结,赤芍、丝瓜络活血通络;茵陈、白茯苓清热化湿健脾,白芍养血祛斑,甘草调和诸药,全方具有平肝潜阳、化湿通络、活血散结祛斑的功效。

【适应人群】对肝郁脾虚血瘀所致的黄褐斑疗效显著,且对不少女性患者的月经不调、脘腹胀闷、精神萎靡等兼症也有明显改善。

【参考】化斑汤是《临床皮肤科杂志》报道的近代治疗黄褐斑的有效方剂,该方组成药物价廉易得,组方严谨,疗效显著。适用于肝阳偏亢,湿阻经络,气滞血瘀的黄褐斑。凡病机符合者可以试用。

【附方】韩氏化斑汤(《皮肤病中医诊疗学》):珍珠母 20 g,白僵蚕 9 g,白菊花 9 g,丝瓜络 9 g,赤、白芍各 9 g,茵陈 12 g,夏枯草 12 g,六月雪 12 g,白茯苓 12 g,甘草 3 g。用法:水煎服,分两次服,每日一剂。

菟丝祛斑汤
《山东医药》

【组成】菟丝子 15 g,女贞子 12 g,阿胶 9 g,旱莲草 10 g,当归 10 g,枸杞子 9 g,生地 15 g,熟地 15 g。

【用法】水煎取浓汁口服。

【功效】滋肾养血祛斑。

【方解】方中生地、熟地滋阴补血。当归是补血良药,能养血活血,补而能行,为血病之要药。三药组成方中主药。女贞子、菟丝子、旱莲草、何首乌、阿胶、枸杞子能补肾养肝,滋阴清热,辅助主药滋阴清热,行气解郁,上行达表。全方组合,可滋肾养血祛斑。

【适应人群】适用于女性各种原因引起的黄褐斑,以肾阴虚型效果更佳。

【参考】菟丝祛斑汤是《山东医药》所载现代祛斑良方,顾名思义,该方是滋补肾阴、养血活血、调肾祛斑的有效方剂,适用于肾虚为主的黄褐斑。

【附方】三白祛斑膏:浙贝母、白及、白附子等分。研末,调入雪花膏中。早、晚各擦一次。

五花祛斑汤
《河南中医》

【组成】合欢花、金银花、蝉蜕、当归、白芍、白茯苓各 15 g,红花 7.5 g,月季花 20 瓣,菊花、白僵蚕、柴胡各 10 g,何首乌 30 g,白芷、甘草各 5 g。

【用法】水煎 30 min,每日一剂,分两次服。

【功效】补肝益肾,清热祛斑。

【方解】合欢花解郁安神,滋阴补阳;金银花清热透表,美容养颜,延缓衰老;蝉蜕疏散风热;当归补血活血,调经止痛,润肠通便;白芍养血敛阴,柔肝止痛;白茯苓健脾利水渗湿;红花活血通经,祛瘀;月季花祛瘀、行气、止痛;菊花清肝明目、益寿驻颜;白僵蚕祛风止痒,润肤消斑;柴胡疏肝解郁;何首乌养血滋阴,润肠通便;《神农本草经》称白芷有长肌肤、润泽颜色的作用,《日华子本草》认为白芷有止疼生肌,去面部斑点的作用;甘草调和诸药。诸药组合,可补益肝肾,清热祛斑。

【适应人群】属肝肾不足、风热血滞的黄褐斑,症见腰膝酸软,肝气不疏,肤燥斑多之人群。

【参考】此方用合欢花、金银花、红花、月季花、菊花命名,主要具有清热、活血、润肤、达面的特点,再加补益精血的何首乌、白芍和健脾渗湿的茯苓,祛风止痒的白僵蚕、白芷、蝉蜕,诸药合用能调血、补血、健脾、祛风止痒,是值得推广应用的美容祛斑方。

【附方】水蛭化斑汤:水蛭 5 g,益母草 20 g,桃仁 10 g,当归 15 g,何首乌 15 g,丹参 15 g,凌霄花 6 g,柴胡 9 g,香附 9 g,川芎 12 g,白芷 6 g。用法:生水蛭焙干后研细粉(切忌油炙,炙后效减),装入胶囊,每日服 5 g,分早、中、晚 3 次服用,其余药水煎服,每日 1 剂。药渣加水 200 mL,煮沸后用海绵块吸取药汁敷面斑处,每次 30 min,每日数次,2 个月为 1 个疗程,连续用药 2~3 个疗程。

疏肺散斑汤
《实用中医美容》

【组方】蝉蜕 6 g,荷叶 6 g,防风、桔梗、百合、淡竹叶、枳壳、木通、栝楼壳、茺蔚子、法半夏各 10 g,浙贝母 15 g。

【用法】水煎服,每日一剂,分两次服。

【功效】疏肺祛湿,化痰祛斑。

【方解】方中用荷叶、防风、蝉蜕、桔梗、百合宣肺理气,肺气得宣,水湿可化,经络通畅,斑块易消。再以木通、淡竹叶使其湿邪从小便而出,浙贝母、半夏、栝楼壳除湿化痰散结,茺蔚子活血以利水气。诸药合用,为治疗风痰聚于颜面的黄褐斑良方。

【适应人群】风痰湿血阻于经络引起的黄褐斑,症见身体肥胖,斑色浅淡,胸闷不畅,痰湿较多等。

【参考】疏肺散斑汤所治的黄褐斑,主要原因是肺气不宣,痰湿阻滞,身体肥胖,经络不通,是黄褐斑的又一种类型,临床必须辨证准确,方为有效。

【附方】涂面方(《古今图书集成》):猪苓、麻黄、桂枝、白蒺藜、白蔹、白附子、连翘、防风、白芷、当归身、白及、升麻根各等分研为末。化汤洗面用,临卧用少许涂面,治疗黄褐斑。

补肾祛斑汤
《中医杂志》

【组成】淫羊藿 15 g,菟丝子 20 g,地黄 15 g,当归 12 g,川芎 12 g,芍药 12 g,桃仁 12 g,红花 12 g,白僵蚕 10 g。

【用法】水煎服,一剂分两次服。

【功效】补肾活血祛斑。

【方解】本方通过淫羊藿、菟丝子、地黄调理肾阴阳以祛斑,当归、川芎、芍药、桃仁、红花补血活血以祛斑,白僵蚕化痰散结祛斑。诸药组合,能补肾活血祛斑。

【适应人群】适用于肾虚型黄褐斑的治疗。

【参考】此方是《中医杂志》所报道的治疗肾虚、血瘀黄褐斑的代表方剂,组方精湛,选药恰当,很值得研究和推广。

【附方】益阴丸:菟丝子 300 g,女贞子 300 g,生地 150 g,熟地 150 g,牡丹皮 150 g,桑寄生 300 g,当归 120 g,旱莲草 200 g,鸡血藤 200 g,天花粉 120 g,茯苓 120 g。用法:共研为粉末,炼蜜为丸,每日 3 次,每次 1 丸。主治肾阴亏损、精血不足、血不养肤、气血瘀滞之面部黄褐斑。服药期间忌烟酒的刺激和强烈的日光久晒。

化瘀祛斑汤
《中医杂志》

【组成】当归、赤芍、川芎、桃仁、红花、泽兰、香附、柴胡各 9 g,丹参 15 g,生姜 3 片,红枣 3 枚,葱白 3 寸。

【用法】每日一剂,水煎服,分两次服。

【功效】活血理气祛斑。

【方解】方中桃仁、红花、当归、赤芍、川芎活血化瘀，柴胡调达肝气，丹参、泽兰调经，香附行血中之气，配以生姜、红枣调和营卫，红枣入脾悦颜色，加葱白以通阳气。全方有通阳活血、养血化瘀、调和营卫之作用。气血协调，营卫得和则瘀祛斑消，而病自愈。

【适应人群】化瘀祛斑汤用于非妊娠期及产后颜面出现黄褐斑患者，尤其用于辨证属血瘀血虚者。临床上血瘀气滞的黄褐斑最为常见，凡属此证者，均可以此方加减久服。

【参考】化瘀祛斑汤所治的黄褐斑代表着黄褐斑的又一种类型，即血瘀气滞型黄褐斑，方中组成以补血活血为主，行气疏肝，调经为辅，调和营卫相配合，启示我们在治疗此类黄褐斑时应该遵循的原则和所选的方药。

【附方】血木洗方（《中医杂志》）：血竭 3 g，木鳖子仁 3 g，桔梗 10 g，猪牙皂 20 g。用法：水煎成 2000～3000 mL，洗局部，每日 2～3 次，每次不超过 30 min，主治眼周褐青色母斑和黧黑斑。

清　肝　丸
《中医杂志》

【组方】益母草 20 g，柴胡 10 g，当归 10 g，栀子 10 g，凌霄花 10 g，香附 10 g，白芍 12 g，生地 12 g，丹参 20 g，牡丹皮 15 g，白芷 6 g。

【用法】每日一剂，水煎服，分两次服。

【功效】疏肝清肝，活血祛瘀。

【方解】方中以当归、生地、白芍养血活血，加益母草养血柔肝，柴胡、香附疏肝理气，牡丹皮、丹参活血祛瘀，栀子清泄肝热，加白芷以引药上行，使药力直达病所。诸药组合，可疏肝解郁，活血祛斑。

【适应人群】主治黄褐斑属肝气瘀滞化热者。症见胸胁胀满，月经不调，口苦心烦，舌边尖红，脉搏弦数者。

【参考】清肝丸顾名思义，以清肝疏肝、凉血化瘀为主，此类黄褐斑多因肝气郁结，日久化热，导致血热血瘀，继而成斑，是黄褐斑的一种常见类型，可以此方加减应用。

【附方】紫草洗方（《赵炳南临床经验集》）：紫草 30 g，茜草、白芷、赤芍、苏木、南红花、厚朴、丝瓜络、木通各 15 g。水煎 15～20 min，洗患处，治疗肝斑、中毒性皮肤病及面部继发性色素沉着、下肢结节性红斑。

滋阴祛斑汤
《医学理论与实践》

【组成】熟地 20 g，山茱萸 15 g，女贞子 15 g，菟丝子 15 g，制首乌 20 g，山药 20 g，当归 12 g，丹参 15 g，川芎 12 g，红花 9 g，牡丹皮 15 g，茯苓 20 g，白芷 10 g，桃仁 9 g，玫瑰花 20 g。

【用法】每日一剂，水煎服，分两次服。

【功效】滋阴补肾，化瘀消斑。

【方解】方中熟地功擅补血养阴、益精填髓。山茱萸有补益肝肾、涩精固脱之效，其补力平和，温阳而不生火，收涩而不敛邪，被誉为"诸补阴之冠"。女贞子甘、平，善补肝肾之阴，菟丝子温补肾阳，熟地、山茱萸、何首乌补肝益肾，五药组合，能补益肝肾，滋阴养血。当归既可补血，又可行血，为"血中气药"，丹参、川芎、红花、牡丹皮进一步增强活血化瘀的作用。茯苓渗湿健脾,白芷、桃仁、玫瑰花润泽皮肤,理气活血,全方配伍,能补益肝肾,理气活血,化瘀消斑。

【适应人群】主治黄褐斑属肾阴虚者,症见产育过多,或素体肾虚,加之肝郁气滞,血行不畅之腰膝酸软,身体消瘦,黄褐斑久治不消者。

【参考】肾虚性黄褐斑,是损美性疾病的常见证型,大多兼有气血瘀滞,兼痰兼湿,此方正为这种类型的黄褐斑而设。此方组方严谨,兼顾全面,可为效法。

【附方】三白退斑膏(《陕西中医》):浙贝母、白及、白附子等分。研末,调入雪花膏中,早、晚各擦一次,久用可淡斑。

第十章　祛风止痒剂

以祛风除湿、活血止痒药为主,具有祛风除湿、养血活血、补益肝肾、止痒等作用的一类方剂,统称祛风止痒剂。

本类方剂主要以疏散外风为主,适用于外风所致病证。风为六淫之首,风邪致病,多有兼夹,或夹寒,或夹热,或夹湿,故有风寒、风热、风湿等不同证型。且风邪散漫,不拘一经,病变范围也较广泛。若外感风邪,邪在肌表,以表证为主者,治当疏风解表,其方剂在解表剂中论述。本章所治之外风,是指风邪外袭,侵入皮肤、肌肉、经络、筋骨、关节等处造成损美性疾病,如风邪郁于肌腠致风疹、湿疹、疥癣、皮肤瘙痒,或风邪上犯头部致头痛、头痒、头屑等。常以辛散祛风药,如荆芥、防风、羌活、独活、蝉蜕、牛蒡子、白芷、白附子等为主组方。在配伍方面,根据患者体质的强弱、感邪的轻重以及病邪的兼夹不同,分别配伍驱寒、清热、祛湿、祛痰、养血、活血之品。代表方有消风散、荆芥方、苦参丸方、洗汤方、白花蛇丸等。

祛风止痒剂的运用,首先应辨清风病之属性,外风当疏散,内风宜平息。但对于错综复杂的各种与外风兼夹证,应分清主次、虚实、寒热等,进行相应的配伍。其次祛风止痒剂用药多为辛散温燥之品,易伤阴耗血,阴亏血虚者应当慎用。

消 风 散
《外科正宗》

【组成】当归、生地、防风、蝉蜕、知母、苦参、胡麻仁、荆芥、苍术、牛蒡子、石膏各6 g,甘草、木通各3 g。

【用法】水二盅,煎至八分,食远服。(现代用法:水煎,空腹服。)

【功效】疏风清热,除湿养血。

【方解】本方所治之风疹、湿疹,是由风湿或风热之邪侵袭人体,浸淫血脉,内不得疏泄,外不得透达,郁于肌肤腠理之间所致,故见皮肤瘙痒不绝、疹出色红或抓破后津水流溢等。治宜以疏风为主,佐以清热除湿之法。痒自风而来,止痒必先疏风,故以荆芥、防风、牛蒡子、蝉蜕辛散透达,疏风散邪,风去则痒止。配伍苍术祛风燥湿,苦参清热燥湿,木通渗利湿热,是为湿邪而设;石膏是为热邪而用。然而湿热内郁,易耗伤阴血;湿热浸淫,易瘀阻血脉,故以胡麻仁、生地、当归滋阴养血活血,且生地善清血中之热,与清气分热之石膏、知母共除内热。当归兼可活血,有治风先行血,血行风自灭之理。甘草清热解毒,又可调和诸药。诸药合用,以祛风为主,配伍除湿、清热、养血之品,驱邪之中兼顾扶正,使风邪得散、湿热得清、血脉调和,则痒止疹消,为治疗风疹、湿疹之良方。

【适用人群】风疹,湿疹。皮肤瘙痒,疹出色红,或遍身云片斑点,瘙痒,抓破后渗出津水,苔白或黄,脉浮数。

【参考】本方是治疗风疹、湿疹的古代名方。以皮肤瘙痒,疹出色红,或遍身云片斑点为辨证要点。若风热偏盛而身热、口渴者,加银花、连翘以疏风清热解毒;湿热偏盛,胸脘痞满,身重乏力,舌苔黄厚而腻者,加地肤子、车前子、栀子等以清热利湿;血分热甚,五心烦热,舌红或绛者,加赤芍、牡丹皮、紫草以清热凉血。荨麻疹、过敏性皮炎、稻田性皮炎、药物性皮炎、神经性皮炎等属风湿热邪的患者,均可加减运用。若风疹属虚寒者,则不宜服用。服药期间不宜食辛辣、鱼腥、烟酒、浓茶等,以免影响疗效。

【附方】三黑汤(《中医食疗学》):黑芝麻 9 g,黑枣 9 g,黑豆 30 g,红糖少许。用法:前三种食物洗净,放入锅内,加水适量,煮沸后,改用文火再煮 20 min 即可,每日一剂,可常服。功效:养血活血,祛风止痒。应用:适用于荨麻疹气血亏虚者。

苦 参 丸 方
《太平圣惠方》

【组成】苦参 750 g(水浸一宿,细切,煨干),菖蒲 120 g,乌梢蛇 240 g(酒浸,炙微黄,去皮、骨)。以上药品捣为末,炼蜜为丸,如梧桐子大。

【用法】每次 30 丸,晚食前空腹以温水送下。

【功效】清热、燥湿、止痒。

【方解】本方主治湿热之邪郁于肌肤腠理不得发散,以致湿疹、疥癣,瘙痒难忍,疹出色红或抓破后津水流溢,时出黄水,甚则手足烂坏,眉毛脱落。治宜燥湿、止痒、清热。方中苦参清热燥湿,杀虫止痒,可以除癣止痒。菖蒲辛、苦、温,可以化湿止痒。乌梢蛇祛风杀虫止痒,治疗湿疹、疥癣及风疹之皮肤瘙痒。三药合用,共奏清热、燥湿止痒之功。

【适用人群】湿疹,疥癣,风疹瘙痒,牛皮癣等属于湿热壅甚,久治不愈者。

【参考】本方主治湿热蕴结肌肤所致之湿疹、疥癣,皮肤瘙痒难忍,疹出色红或抓破后津水流溢,时出黄水。若湿热偏盛,胸脘痞满,身重乏力,舌苔黄厚而腻者,加佩兰、黄连等以清热利湿;若风邪偏盛,皮肤瘙痒难忍,甚则手足烂坏,眉毛脱落者去菖蒲、乌梢蛇,加桔梗、苦参,上药研细末,水糊为丸,如梧桐子大,每服 30 丸,合茶服下,或荆芥汤下,食后服。本方燥湿止痒之力强,但须久服方为有效,也可治疗牛皮癣之皮肤瘙痒。服药期间不宜食辛辣、鱼腥、烟酒等,以免影响疗效。

荆 芥 方
《赵炳南临床经验集》

【组成】荆芥穗 6 g,防风 6 g,白僵蚕 6 g,金银花 12 g,牛蒡子 9 g,牡丹皮 9 g,紫背浮萍 6 g,干地黄 9 g,薄荷 4.5 g,黄芩 9 g,蝉蜕 4.5 g,甘草 6 g。

【用法】水煎服,每日 1 剂,分 2 次服。

【功效】疏风解表,清热止痒。

【方解】方中以荆芥、防风、薄荷、蝉蜕为主,荆芥辛苦而温、芳香而散、气味轻扬入气分,驱散风邪;防风能散入于骨肉之风,故在表之风邪,用防风必用荆芥;薄荷轻清凉散,善解风热之邪,又能疏表透疹解毒;蝉蜕凉散风热,开宣肺窍,其气清虚,善于透发。此四味合用,清热疏风、解表散邪的作用较强。牛蒡子疏散风热,解毒透疹;紫背浮萍轻浮升散、善开诸窍;白僵蚕祛风散结,单用也可治风疮瘾疹。金银花、黄芩解毒清肺热以泄皮毛之邪;牡丹皮、干地黄理血活血;甘草解毒调和诸药。诸药合用,共奏疏风解表、清热止痒之功。

【适用人群】主治急性荨麻疹,血管神经性水肿。适用于急性荨麻疹偏于风热,病程在 1 个月内尤为适宜。

【参考】此方是我国近代著名皮肤科专家赵炳南的经验方,临床运用时若见恶寒重,发热轻,风团皮损偏白者属于风寒,本方去薄荷,重用荆芥,加干姜皮也可使用;若服用一二剂后皮损逐渐消退,可以减去第一药组,以免疏散太过,大汗伤气。若兼见高热,可增加服药次数,即日服 4 次即可。若兼见吐泻、腹痛等胃肠道症状,可加服周氏回生丹,每次 7~10 粒。服药期间不宜食辛辣、鱼腥、烟酒、浓茶等,以免影响疗效。

【附方】葛根绿豆粥(《中国药膳辨证治疗学》):葛根粉 10 g,绿豆 50 g,盐或糖适量。用法:葛根粉以少量冷水调匀备用。绿豆水煮,待微烂时,取其沸汤冲泡调匀的葛根粉呈半透明状,加入食盐或糖调味,每日三次服用,连服 7~10 日。功效:清热除湿。应用:适用于瘾疹胃肠湿热者。

洗 汤 方
《太平圣惠方》

【组成】苦参 150 g,漏芦 150 g,枳壳 150 g,白蒺藜 150 g,楮树茎叶 150 g。

【用法】上药研细,以水 2000 mL 煎至 400 mL,去渣以棉签蘸,擦痒处,每日七八次。

【功效】清热燥湿,祛风止痒。

【方解】因腠理不固,风邪乘虚侵袭,或饮食不节,过食肥甘厚腻,以致胃肠湿热或虫积肠道,复感风邪,使邪气内不得疏泄,外不得透达,郁于肌肤而成。治宜清热燥湿,祛风止痒。本方苦参性苦寒,燥湿清热,杀虫止痒,其力甚强。白蒺藜性辛味苦,祛风止痒。漏芦苦寒燥湿,楮树茎叶甘寒清热,共助苦参清热燥湿。枳壳化痰除痞,疏泄内积湿热。

【适用人群】适用于胃肠湿热,复感风邪,症见风疹闷痒,风瘙瘾疹,或白或赤,遍身瘙痒,搔之汁出生疮,兼有脘痞纳呆者。

【参考】若风毒热气,上攻头面,气出皮肤,搔即成疮之瘾疹,兼有黄水结为脓窠疼痛者,加人参、独活,炼蜜为丸如梧桐子大,每于食后,以温酒送服。服药期间忌食鱼腥等发物,便秘者保持大便通畅。

苏木着色汤
《北京中医杂志》

【组成】苏木 10 g,芜蔚子 10 g,蝉蜕 10 g,赤芍 15 g,白蒺藜 15 g,何首乌 20 g,红枣四个。

【用法】水煎服,每日一剂,十剂间隔两三日,白斑局部配合日光浴,每次 20~30 min,一日两三次。

【功效】活血通络,祛风消斑。

【方解】因情志内伤导致肝气郁结,气机不畅,若复感风邪,博于肌肤,则气血失和,血不能营养肌肤,日久肝气横逆犯脾,以致脾胃不和,风湿遏于肌肤;或因肝肾亏虚,营卫无畅达之机,皮肤腠理失养而致病。治宜活血通络,祛风消斑。本方以苏木活血通络,祛瘀消斑。蝉蜕甘寒归肝经,凉肝祛风,芜蔚子辛散而疏通经络,赤芍祛瘀通络消斑,白蒺藜疏肝祛风,何首乌补益精血,以补肝肾。六药合用,共奏活血通络、祛风消斑之效。

【适用人群】本方主治白癜风,皮肤上出现大小不等的圆形、椭圆形或不规则形,边缘境界清楚的白色斑片,周围色素较深,表面平滑,斑内毛发变白或正常。

【参考】肝肾虚加生地、熟地、枸杞、黄精、黑芝麻;血瘀加丹参;湿热加薏苡仁、砂仁。白斑处无脱屑、无划痕、无疼痒、无溃破,舌质淡红,舌苔白,脉沉弦,并嘱其定时日光浴。白斑处要多接触日光,但要避免强光暴晒。本方治疗疗程较长(6～10 个月),需长期坚持用药。

白花蛇丸
《证治准绳》

【组成】白花蛇(酒浸)9 g,苦参 60 g,麦冬 45 g,黄芩、防风、白鲜皮、炙甘草、炒枳壳、柏子仁、赤芍、大黄、苍耳子、羌活、黄芪、白蒺藜各 30 g。

【用法】上药研为细末,炼蜜为丸,如梧桐子大。每服 30 丸,食后薄荷汤送下。

【功效】祛风止痒,清热凉血润燥。

【方解】本方所治主证为外感风热之邪,闭塞腠理;内因热伤阴液,血热化燥,外泛肌肤所致。方中白花蛇、白蒺藜祛风通络、止痒;白鲜皮、苦参清热燥湿止痒;黄芩、大黄清热泻火,燥湿止痒;赤芍清热凉血,三药共助白鲜皮、苦参清泄内热;羌活、防风、苍耳子祛风解表,助白花蛇、白蒺藜透散在表之风邪;柏子仁养心安神;麦冬养阴润燥;炒枳壳辛散透邪,黄芪托毒生肌,两药共同透散内热外出;炙甘草调和众药。诸药合用共奏祛风止痒,清热凉血润燥之效。

【适用人群】本方是治疗风癣疮,皮肤瘙痒,日久不愈的常用方,表现为好发于中青年躯干或四肢局部的一个圆形或椭圆形淡红色斑片,此称为母斑,指甲大小,边界清楚。后分批出现形态相似的大量斑片,与皮肤走行一致,称为子斑,中心有细微皱纹、略带黄色,边缘不整稍高,表面有糠皮样鳞屑,自觉瘙痒难忍,少数有丘疹、风团、水疱等。

【参考】疮在头面者,加白芷;如肌肉溃烂,加皂角;痒甚者加地肤子;病程长者加红藤、虎杖。注意皮肤卫生,避免潮湿。发疹期应忌辛辣刺激性食物,不可用肥皂热水烫洗,避免外用刺激性药物,以免加重病情,延长病期。

清宫洗头方
《慈禧光绪医方选议》

【组成】羌活 4.5 g,川芎 6 g,藁本 6 g,天麻 3 g,桑叶 4.5 g,甘菊 3 g,薄荷 3 g。

【用法】煎水一盆洗头。

【功效】清热祛风,润发泽毛。

【方解】本方主治因风热之邪外袭,郁久耗伤阴血,或素体阴虚血燥,复感风热之邪,血虚生风,风热燥邪蕴结肌肤,肌肤、毛发失于濡养,以致头皮瘙痒,头屑多,毛发干枯脱落;伴口干口渴,大便干燥,舌红,少苔,脉弦数。治宜清热祛风,润发泽毛。方中羌活、藁本辛温散寒,祛风止痒;天麻、川芎祛风通络;桑叶发散风热,清肝凉血;甘菊、薄荷发散风热。合方共奏清热祛风、清肝凉血之效。

【适用人群】主治头皮瘙痒,头屑多,毛发干枯脱落,舌红,少苔,脉弦数。

【参考】伴口干口渴,大便干燥者,加知母、生地。伴皮疹瘙痒较剧者,加荆芥、蝉衣、苦参。保持心情舒畅,注意皮肤清洁卫生,避免辛辣刺激及鱼腥发物。避免搔抓,不用刺激性强的肥皂洗涤。

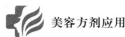

寻常疣方

《证治准绳》

【组成】香附 30 g,乌梅 30 g,木贼草 30 g。

【用法】水煎 2 次,去渣取液,约 300 mL,待温后浸泡或湿敷于皮损处,每日 2～3 次,每次 20～30 min,连续 3～5 日。

【功效】疏风散热,理气活血,消疮散毒。

【方解】气血失调腠理不密,外邪侵袭与气血相搏,凝聚肌肤,以致局部起扁平颗粒疣,轻痒不痛,逐渐增多,稍隆起于皮面,表面光滑,浅褐色。木贼草能入肺经之气分,兼入肝胆血分,疏风清热解毒;乌梅酸涩而温,能消疮毒;香附辛散疏肝,理气散结。三药合用,使风热得解,气血顺畅,热度外透,疣自消退。

【适用人群】寻常疣、扁平疣。局部起扁平颗粒疣疹,轻痒不痛,逐渐增多,稍隆起于皮面,表面光滑,疣呈浅褐色。

【参考】风热血燥者加赤芍、牡丹皮;气滞血瘀者加郁金、红花、陈皮、穿山甲。应避免摩擦和碰撞,防止出血。不宜搔抓,以免自身接种。

治皮肤瘙痒方

《中医杂志》

【组成】蛇床子、地肤子、苦参各 30 g,黄柏 10 g,花椒 5 g,甘草 10 g。

【用法】水煎 2 次,每次加水约 300 mL,煎取 200 mL,第一次药液加温水适量洗澡,第二次药液分 3 次内服。

【功效】清热、燥湿、止痒。

【方解】本方所治瘙痒,多因风湿蕴结于肌肤,不得疏泄引起。治宜祛风清热,燥湿止痒。方中蛇床子祛风燥湿,杀虫止痒;地肤子清热利湿止痒;苦参清热燥湿,杀虫利尿;黄柏清热燥湿;花椒杀虫止痒。全方共奏清热、燥湿、止痒之效。

【适用人群】风湿内蕴肌肤之瘙痒证,皮肤瘙痒难忍,阵阵发作,搔抓过度则局部红肿、渗液,日久则苔藓化,烦躁易怒,口苦口臭,舌红,苔黄腻,脉滑数或弦数。

【参考】湿热偏盛、苔黄腻者加薏苡仁;湿热下注者内服龙胆泻肝汤。

忌饮酒,少吃鱼、虾、蟹等发物,多吃蔬菜水果。内衣要柔软宽松,以棉制品或丝制品为宜,不宜穿毛制品。

第十一章 祛疣剂

凡由消除疣体的药物或食品组成,具有清热解毒、补脾益气、散风平肝、活血平疣功效的方剂,统称为祛疣剂,疣的病名出自《灵枢·经脉》,是一种常见的良性赘生物,由于发生的部位和形态不同,出现多种病名,如扁平疣和寻常疣最为常见,是常见的损美性疾病。

《灵枢·经脉》说"虚则生疣",大多认为肝胆风热或怒动肝火均可使肝经血燥,血不养筋,筋气不荣,风邪外搏肌肤而生。古人素有肝肾同源之说,肝火偏亢,暗灼肾水,肾气不荣,筋失濡养,造成疣赘丛生。

古今分别通过内治法和外治法祛除疣体,多选清热解毒、补中益气、补血活血、腐蚀赘肉等药物配合使用,可以除疣生肌,恢复光滑肤质。常用的祛疣药有薏苡仁、马齿苋、绿豆、牵牛子等,代表方如白果苡米仁、玉肌散、养治雀斑立愈方等。

白果苡米仁
《饮食疗法》

【组成】白果仁(白果去壳)12 粒,薏苡仁(去壳、去种皮)120 g。

【用法】将上药加水适量煮透后,加入冰糖,调匀即可,每日一剂,分次饮完。

【功效】清热解毒,消疣除赘。

【方解】本方中薏苡仁为阳明经药,寒清淡渗,既能清热,又能排泄毒素,可以消除热毒引发的扁平疣、寻常疣。薏苡仁有健脾、益胃功效,为益气祛湿要药,还可使肌肤光滑润泽。白果质润如玉,清肺热,补肺气。全方组合,能清除热毒,使肌肤水润有光泽。

【适应人群】素体肺热,脾胃虚弱,面部皮肤粗糙,扁平疣散发或逐渐增多者。

【参考】白果苡米仁为食药同用方,可以自己制作。将薏苡仁、白果、金银花、甘草用酒做药引同服,每日一剂,常服效果更佳。但白果有毒,服食不可过量。有报道单用薏苡仁煮粥,常食者,即可消除较轻的扁平疣。

【附方】苡仁桃仁汤:取薏苡仁 15 g,桃仁 10 g,冬瓜子 30 g,牡丹皮 6 g,加水煎服即可。对于脾胃湿热引起的扁平疣效果佳。

绿豆薏仁粥:取大米 50 g,绿豆 15 g,薏苡仁 30 g,将薏苡仁在温水中浸泡 2～3 h,与洗净的大米、绿豆加入水中熬粥即可,可以补正气,除邪气,常服可消除扁平疣,使肌肤光滑。

玉 肌 散
《外科正宗》

【组成】绿豆 250 g,滑石、白芷、白附子各 6 g。

【用法】将上药打成细粉即可,每次用 30 g,早晚洗面时汤调洗患处。

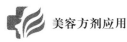

【功效】清热解毒,益气生肌润肤。

【方解】本方中绿豆为主药,《日华子本草》称其"益气,除热毒风,厚肠胃",生研治丹毒烦热,热气奔腾,有润肤白面功效。滑石清热收湿,爽滑疏利,可利毛腠之窍,润滑肌肤。白芷辛散温通,白附子祛风除湿,畅通经络,《名医别录》称其去"面上百疾"。全方配伍精当,能驱散风邪,清除热毒,护肤悦面。

【适应人群】适用于脾肺阴虚,经络不畅,湿热内阻,小便色黄,面部风痒的人群。

【参考】将绿豆、滑石磨成粉,加入鲜鸡蛋清,加入食盐,可局部外敷,两天一次。

【附方】白芷清新面膜:取白芷 15 g,黄瓜 1 根,橄榄油、蛋清、白蜂蜜各 3 mL。将黄瓜汁、橄榄油、蛋清和白蜂蜜加入白芷粉中,搅匀即可,具有生肌润肤作用。

醋浸白术方:用白醋浸白术,七天后用浸泡过的白术醋擦面部。坚持天天擦拭,日久可使肌肤光滑。

养治雀斑立愈方
《万病验方大全》

【组成】黑牵牛 20 g,鸡子白适量。

【用法】将黑牵牛磨成粉,用鸡子白调和,夜涂旦洗。

【功效】滋阴润燥,清热解毒。

【方解】本方中黑牵牛外用有祛风除湿、通经解毒功效。鸡子白可以去黑斑皯疱,令人悦色(《本草纲目》),鸡子白令面色白而光滑(《肘后方》)。鸡子白质润性凉,有清热、滋养和解毒功效,是古今润肤养颜的常用佳品。全方组合,能除湿排毒,行气润肺,滋润肌肤。

【适应人群】素体肺虚肤燥,内有湿热无法排出,便秘,皮肤粗糙等的患者。

【参考】养治雀斑立愈方中加入芦荟、珍珠粉,润肤、洁肤的效果更佳。珍珠粉涂面,令人润泽好颜色,能淡化面部黑斑,令面光泽洁白(《本草纲目》)。

【附方】牵牛子粥:牵牛子末 1 g,杏仁 3 g,大米 80 g,生姜 2 片。大米加水煮,待煮沸后加入牵牛子末、杏仁、姜片,然后熬成粥。每日一次。

桃花瓜子蜜
《太平圣惠方》

【组成】桃花 20 g,冬瓜子 20 g,白蜂蜜适量。

【用法】将桃花阴干研末,冬瓜子去皮研末,用适量白蜂蜜调和后敷面,敷面 20 min 后洗净。一周三次。

【功效】调理气血,使面部红润有光泽。深层清洁肌肤。

【方解】本方中桃花有活血、利水功效,可滋养肌肤,悦泽人面,红润容颜。冬瓜子微寒,能祛风热。除黑斑,润肌肤。能消热毒痈肿(《大明本草》)。全方组合,能促进肌肤新陈代谢,令皮肤润泽白皙。

【适应人群】素体肝经血燥,血不养经,肤色干燥,面生疮疹者。

【参考】冬瓜子始载于《神农本草经》,"主令人悦泽,好颜色,益气"。因其药性平淡,而不甚重视,但久服即有良效。

【附方】隋炀帝后宫面白散(《医心方》),选用橘皮 3 g、桃花 4 g、白瓜子 5 g。将以上药品共研为末,每次 1 g,用酒送服,一日三次。本方可以祛瘀活血,增白祛斑,是后宫女子的常用美白粉。

治疗扁平疣方
《临床皮肤科杂志》

【组成】薏苡仁 50 g,大青叶、板蓝根各 30 g,升麻 7.5 g。

【用法】每日煎服 1 剂,早晚分服。

【功效】清热排毒,健脾利湿,消除赘疣。

【方解】本方中薏苡仁"上清肺热,下理脾湿",是治疗扁平疣等多种皮肤病的要药。大青叶是解毒要药,大凡阳毒发斑,皆多用。板蓝根对扁平疣、丹毒,皆可用之。诸药组合,能清热解毒,消除赘疣。

【适应人群】疣体数目多,色淡红或淡褐,热毒兼有结节者。

【参考】加入少量赤芍、红花不仅能增加本方清肝凉血之效,而且能疏肝气,助血海,调畅血脉而和血。

【附方】香木水洗剂(经验方)主治寻常疣、跖疣。木贼草、香附、地肤子各 30 g,细辛 9 g,加水 1000 mL 左右,煎沸去渣留药汁备用。浸泡后,用木贼草轻巧摩擦疣体部位,以不渗血为度。

苡仁紫草汤
《民间验方》

【组成】薏苡仁 25 g,紫草 15 g。

【用法】煎汤代茶常饮,连用半个月可以见效。

【功效】凉血解毒,活血平疣。

【方解】本方中薏苡仁能清湿热,健脾胃,古今即是治疗扁平疣的主药,但须久服方为有效。紫草"主心腹邪气,五疸,补中益气,利九窍"(《神农本草经》),又有凉血清血,活血解毒功效,可清理血分之热。两药组合,可消除风热之毒引发的扁平疣。同时薏苡仁有健脾、益胃功效,可使肌肤恢复光滑润泽。

【适应人群】气血不和,复感风热之毒,蕴阻于肌肤所致的扁平疣患者。

【参考】紫草提取物加透皮剂,制成紫草液涂患处,每日 2 次,2 周为一个疗程,可治疗扁平疣。

【附方】用绿豆、薏苡仁各 30 g,先将绿豆水煮,沸后煮片刻,将薏苡仁倒入同煮为粥。每晚睡前食用。

青 年 疣 方
《大众医学》

【组成】马齿苋 30 g,大青叶 15 g,紫草 10 g,败酱草 10 g。

【用法】每日水煎服 1 剂,煎 2 回,服 2 次,连续服 1~2 周为一个疗程。

【功效】清热解毒,凉血消疣。

【方解】本方中马齿苋"主诸肿瘘疣目,捣揩之"(《新修本草》),主治热毒痈疖。大青叶功善清热解毒,清热不损阴之长。紫草有凉血解毒功效,"气味苦寒,而色紫入血,故清理血分之热。古以治脏腑之热结"(《本草正义》)。败酱草能清热解毒。诸药组合,其清热解毒功效较强,善于治疗风热之毒引发的青年疣。

【适应人群】素体肝胆血燥,气血不和之青年疣者。

【参考】将马齿苋、苍术、蜂房、白芷、陈皮各等分煎汁,外洗或湿敷,每日 1～2 次,每次 30 min,对于疣体皮损多,呈散在分布的患者效果更佳。

【附方】马齿苋杏仁瘦肉汤:马齿苋 50 g,杏仁 100 g,猪瘦肉 150 g,盐适量。马齿苋摘取嫩枝洗净,猪瘦肉洗净,切块;杏仁洗净。将所有材料一起放入锅内,加适量清水以大火煮沸后,入调味料即可,可补中益气消疣。

马齿苋瘦肉汤:瘦肉 200 g,马齿苋 100 g,绿豆 50 g,盐、鸡精各 5 g。瘦肉洗净,切丁,汆水;马齿苋洗净,切段;绿豆洗净,用水浸泡。将瘦肉、马齿苋、绿豆放入锅中,加入适量清水慢炖 1.8 h。调入盐和鸡精即可,强身健体,又可清热解毒。

蝉蜕百花酊
《陕西中医》

【组成】红花、蝉蜕、白鲜皮、明矾、地肤子、75％酒精按质量比 1∶2∶2∶2∶3∶50 配方。

【用法】诸药为末,用 75％酒精浸泡 3 日,滤液去渣,以消毒棉签蘸液反复擦疣体,一日5～6 次,治扁平疣。

【功效】活血润燥,散风除热。

【方解】本方中红花"善通利经脉,为血中气药","若少用七八分,以疏肝气,以助血海,大补血虚,此其调畅而和血也"(《药品化义》);蝉蜕能疏散风热,凉肝息风,"治皮肤疮疡风热,当用蝉蜕"(《本草纲目》);白鲜皮、地肤子有清热润燥功效;明矾可清热解毒。诸药组合能散风平肝,清热解毒,活血通络,祛疣效果佳。

【适应人群】素体血燥,气血不和,面部多生赘疣人群。

【参考】红花多用于行血,藏红花治牛皮癣(银屑病)甚效。

【附方】红花糯米粥:红花 10 g,糯米 100 g。将红花洗净,红花放入干净的锅中,加水煎煮 30 min,锅中再加入糯米煮成粥即可。有养血活血之效,对于血虚血瘀证效果较佳。

红花煮鸡蛋:红花 30 g,鸡蛋 2 个,盐少许。将红花洗净,加水煎煮。往红花中打入鸡蛋煮至蛋熟。蛋熟后加入盐,继续煮片刻即可。补血调经,适用于月经先期腹胀肿痛者。

归芪建中汤加味
(经验方)

【组成】黄芪 10 g,桂枝 10 g,白芍 10 g,甘草 6 g,饴糖 30 g,当归 10 g,丹参 15 g,绿豆 30 g,薏苡仁 24 g,茯苓 10 g,白术 10 g,党参 10 g,生地 10 g,熟地 10 g,生姜 3 片,红枣 5 枚。

【用法】水煎煮,每日 1 剂。

【功效】清热解毒,补中益气,疏肝消疣。

【方解】本方中黄芪"炙用补中,益元气,温三焦,壮脾胃。生血,生肌,排脓内托"(《本草备要》),可补气升阳,托疮生肌;党参"力能补脾养胃,润肺生津,健运中气","其尤可贵者,则健脾运而不燥","养血而不偏滋腻"(《本草正义》),对于中气不足,气血两虚证效果好;方中白术、甘草、饴糖并用,增强补脾益气功效;当归、熟地可滋阴养血,增强了补血益气的作用;绿豆、茯苓、薏苡仁清肝泻火、清热排毒。诸药组合清热解毒,健中补血,疏风平疣效果佳。

【适应人群】素体脾气虚弱,肝经血燥,气血双亏者。治疗脾虚、气血不足引起的扁平疣效果佳。

【参考】本方中加入金银花、板蓝根、钩藤、防风可增加其清肝泻火作用。对于肝胆风热引发的寻常疣效果较好。

【附方】黄芪六一汤:黄芪 180 g,一半生焙,一半盐水润湿,饭上蒸三次后焙干锉细,粉甘草一半生用,一半炒黄研末。每次 6 g,白开水送服,早晨、中午各服一次,也可煎汤。可平补气血,安和脏腑,终生可免患痈疽之疾。

扁平疣 1 号
《临床经验集锦》

【组成】天冬块根。

【用法】将块根折断,断面置于消毒后刺破的扁平疣上,来回摩擦,每日 2 次,隔 3～5 日进行 1 次。

【功效】滋阴润燥,补肾消疣。

【方解】本方中天冬味甘多汁,滋阴生津润燥,兼有清热解毒功效。天冬可"润五脏,益皮肤,悦颜色"(《日华子本草》),通肾气,治湿疥,去热中风(《药性本草》),多用于血燥及肾气不足引发的疣体。

【适应人群】素体感风热之毒,肾气不荣,易生扁平疣者。

【参考】天冬质润多液,配合麦冬、生地等,可滋养皮肤,润燥泽面。

【附方】天冬酒:醇酒 400 mL,细曲末 500 g,糯米 300 g 淘净,天冬煎 150 g,先以酒浸曲,然后炊糯米为饭,将天冬煎,拌合令匀,入瓮中密封,制酒。每次饮 100 mL,日再服,有延年不老功效。

美 容 膏
《简明医彀》

【组成】防风、零陵香、藁本各 60 g,白及、白附子、天花粉、绿豆各 15 g,甘松、山奈、茅香各 15 g,皂荚适量。

【用法】将皂荚去皮后,并上述药研细为末,白蜜和匀,储瓶密封备用。随时涂擦面部,祛风通络,祛除雀斑。

【功效】祛风通络,润肤生肌。

【方解】本方中防风为"风药中润剂也",能升脾之清阳;藁本"治痈疽,排脓内塞"(《本草纲目》);天花粉清热散瘀,消肿排脓,"消肿毒,生肌长肉"(《日华子本草》);白及自古就是美容良药,"治面上疮,令人肌滑"(《药性论》);白附子有润肤白面,灭瘢除黑功效,《备急千金要方》中载有七白丸,令面莹如玉;皂角能调和人体脏腑功能,具有养心通脉,清肝明目,健脾滋肾功效。诸药组合,能祛风通络,清热排毒,增强润肤生肌功效。

【适应人群】素体感风热之毒，蕴阻于肌肤，面部粗糙生疣者。

【附方】国色天香法：用甘松、山奈、香薷、白及、白芷、防风、藁本、白僵虫、白附子、天花粉、零陵香、绿豆粉一起捣成细末，每天洗脸或洗澡，用来擦身，此法可以使红颜如奇葩仙卉，身体又有奇香缕缕不散。

第十二章 美 发 剂

凡能使白发变黑,并且有润发、营养发质功效的方剂称为乌发剂,凡是能够治疗脱发和秃发的方剂称为生发剂。以上两者都有美发的功效,故统称为美发剂。

从古到今,头发不仅在人的仪容中起着重要作用,同时也是人身体健康状况的指标,一头靓发对调节人们的日常心情,改善人们的精神生活,乃至发展良好的社会关系均有重要意义。近代人由于生活紧张,压力与疲惫,饮食习惯改变等因素的影响,白发的产生或秃发症越来越多,现已扩大到年轻人及女性,因此,对美发方法的研究和应用,引起了育发专家和广大患者的极大兴趣。

中药美容方剂是祖国传统医药学中的一颗明珠。历代本草文献中有关美容美发的方剂很多,其中很多已被现代医学所证实确有很好功效。无论国际还是国内都对中药美容方剂给予了极大关注。

润泽、浓密的秀发是许多人梦寐以求的,然而很少有人知道,头发的生长与脱落、润泽与枯槁,其实能够反映人体内的气血是否充盈。古代中医将人的头发称为"血余",认为"发为血之余",即头发乃是血的延续,头发的荣润依赖于肝肾所藏的精血及气血的滋养,气血旺盛则头发生长正常,气血不足则不能上达头部而致发白易落。反之,从头发的疏密、润燥、泽枯、韧脆等状态可以看出人体脏腑精血及机体功能状态。当头发出现脱落、变白、枯槁等问题时,要首先想到治病求本,从改善机体脏腑气血功能状态出发,而非单纯地使用外用美发剂。

若出现比较严重的白发、脱发、斑秃等情况,可根据具体病因,采取中医辨证治疗。一般常见的原因有肝肾精血不足、肝郁脾虚、血热偏盛等。肝肾精血不足者,多见腰膝酸软、头昏眼花、耳鸣耳聋、体倦乏力,治疗宜滋补肝肾;肝郁脾虚者,多见精神抑郁、上腹胀满、不思饮食、失眠,治疗宜疏肝健脾;血热偏盛者,多见烦躁易怒、头部烘热感,治疗宜凉血乌发。

常用美发中药有何首乌、黄芪、当归、枸杞子、黑芝麻、川芎、丹参,果蔬类有胡萝卜、菠菜、黑木耳等,食品有黑米、黑豆、核桃、乌鸡、牛羊肉和猪肝。乌发剂代表方有香发散、首乌丸、黄精酒等。生发剂代表方有斑秃丸、脱发再生剂等。

第一节 乌 发 剂

乌 须 方
《石室秘录》

【组成】熟地、山药各 1000 g,山茱萸、黑芝麻各 250 g,白术、麦冬、桑叶各 500 g,巴戟天、白果肉各 200 g,万年青 6 片。

【用法】上药捣细为末,早晚各服 15 g。

【功效】滋补强身,生眉乌须。

【方解】熟地主治肝肾阴虚、须发早白,是古今补肾乌发常用之品。山药补脾肾涩精。山茱萸补益肝肾,收涩固脱。黑芝麻是乌发润发的主要药物,单用即有效。白术健脾益气,使气血充盛以养发。麦冬养阴生津。桑叶清肺润燥。配合熟地可以润发生发。白果可以滋阴养颜抗衰老,巴戟天补肾助阳,万年青清热解毒。诸药合用能补肝益肾健脾,生眉乌须。

【适应人群】须发早白,有耳鸣耳聋,腰膝酸软,夜尿频数等肝肾虚弱症状的人群。

【参考】《石室秘录》为清代著名医家陈士铎编著。陈氏一生著述颇多,据嘉庆八年《山阴县志》记载,陈氏传世之作近 20 种,但今存世的仅 6 种。《石室秘录》所收载的乌须方君臣佐使分明,配伍严谨,肝脾肾均得以调养,是乌发名方。

【附方】乌须方二(《石室秘录》):熟地、制何首乌、山药、桑叶各 50 g,白果 10 g,黑芝麻 25 g,万年青(炒,研碎)半片,人参 10 g,花椒 3 g,桔梗 3 g,酒 1 盅。用法:上药同煎,早晚头煎,晚服二煎,夜服三煎。具有滋补强身,生眉乌须的功效。与上方相比,加上制何首乌、人参,适用于精血不足,气血两亏的白发者。

沐头汤:麻子仁 500 g,秦椒 100 g,皂荚(屑)200 g。上药为末。主治:肺热劳损伤肺,气冲头顶,而致头风,不问冬夏老少,头生白屑,搔之痒起。用法用量:纳米泔汁中 1 宿渍,去滓,米泔搅之 300～500 遍,乃用沐发,干燥后,再用皂荚汤洗之,然后敷膏。

香 发 散
《慈禧光绪医方选议》

【组成】零陵香 30 g,辛夷 15 g,玫瑰花 15 g,檀香 18 g,川大黄 12 g,甘草 12 g,粉牡丹皮 12 g,山柰 9 g,公丁香 9 g,细辛 9 g,白芷 90 g。

【用法】共为细末,用苏合香油搅匀,晾干,研细,药面掺发上,篦去。

【功效】洁发香发,久用发落重生,至老不白。

【方解】香发散作为宫廷护发之方,从药物配伍上看颇有深理。方中零陵香、檀香、丁香、白芷、玫瑰花、细辛,均为芳香之品,具有开窍通络、辟秽除臭、温养毛发之功效。药理学研究表明,芳香药富含挥发油,有刺激与扩张毛细血管、改善头皮血液循环、促进毛发再生的效果;而白芷、细辛、辛夷还兼具祛风止痛、祛湿止痒之功效;牡丹皮、大黄能清热活血,又能抑菌、杀菌,诸药合用可达到洁发止痒、香发护发的效果。

【适应人群】适用于头痒,经常落发的人群。

【参考】方出自《御药院方》,又见于《慈禧光绪医方选议》,本方可以通窍辟秽,相传为慈禧太后所用。用热水把头发洗净,晾干后把药粉均匀抹于头发。用梳子轻轻梳发停留半小时左右,洗去即可。

【附方】洗发腻垢方:莜叶(莜麦的叶子)、芝麻叶、皂角、泽兰各 50 g。制作方法:上述药物加水适量煎煮,去滓取汁。使用要诀:用药水洗头。本方出自《花卉食疗与美容》。方中莜叶、芝麻叶含胶质物,能润泽头发;皂角含三萜皂苷、鞣质及生物碱等,可祛风痰,除湿毒,杀虫,外用洗头去油垢,光泽生发;泽兰含挥发油,活血化瘀,促进头皮血液循环。应用功效:洗发之后,使头发芳香、光泽、洁净。

桑椹黑发丸
《本草纲目》

【组成】女贞子 620 g,浸入白酒中,1 日内取出蒸透晒干,研细末,桑椹子 300 g 为末,旱莲草 300 g 为末,共和匀,炼蜜为丸如梧桐子大。

【用法】每次服 70～80 丸,淡盐汤送下。

【功效】滋阴补血,润肠乌发。

【方解】治肝肾不足、头晕耳鸣、头发早白。方中女贞子主治肝肾阴虚、腰膝无力、衰老发白。桑椹子滋阴补血,生津润肠,主治肝肾阴血虚亏之眩晕耳鸣,须发早白。旱莲草滋补肝肾。以上三味药均为滋阴补肾乌发常用之品,合用后效力更强,故有滋补肝肾、乌发之功效。

【适应人群】适用于肝肾阴虚、腰膝无力、衰老发白的人群。

【参考】《本草纲目》,药学著作,五十二卷,明朝李时珍撰,是中国古代传统医学集大成者。《本草纲目》是李时珍在继承和总结以前本草学成就的基础上,结合自己长期学习、采访所积累的大量药学知识,经过实践和钻研,历时数十年而编成的一部巨著。书中不仅纠正了过去本草学中的若干错误,综合了大量科学资料,提出了较科学的药物分类方法,融入先进的生物进化思想,并反映了丰富的临床实践。本书也是一部具有国际性影响的药物学著作。

【附方】何首乌煮鸡蛋:何首乌煮鸡蛋是一道传统的汉族药膳。补肝肾,益精血,抗早衰。制作:将何首乌洗净,切成长 3.3 cm、宽 1.6 cm 的块;把鸡蛋、何首乌放入铝锅内,加水适量,再放入葱、生姜、食盐、料酒等调料将铝锅置武火上烧沸,文火熬至蛋熟,将蛋取出用清水泡一下,将蛋壳剥去,再放入铝锅内煮 2 min。用法:食用时,加味精少许,吃蛋喝汤,每日 1 次。

旱 莲 丸
《万病回春》

【组成】墨旱莲(取汁、晒)、生姜(取汁、晒)、生地(酒取泡汁、晒)各 1000 g,炒杜仲、五加皮(酒浸)、赤茯苓各 250 g,细辛 30 g,补骨脂 500 g,枸杞子、川芎各 120 g,没药 60 g,核桃仁(去皮)250 g,为细末,枣汤同和为丸,如梧桐子大。

【用法】每次服 50 丸,黄酒送下。现代用法:可用上方浓缩制丸,每次 6～10 g。

【功效】补益肝肾,乌发明目。

【方解】方中墨旱莲、枸杞子滋阴补肾、乌须黑发。生姜辛而性温,是古代生发乌发的常用药,生地清热生津,滋阴养血,精血足则润发乌发。五加皮祛风湿,补益肝肾,强筋壮骨。赤茯苓行水,利湿,通调水道。炒杜仲、补骨脂有补肾壮阳、补脾健胃作用。没药、川芎、细辛活血祛瘀,祛风止痒,温通经络。核桃仁补肾温肺,润肠通便。诸药合用,可补气养血,补益肝肾,乌须黑发。

【适应人群】适用于未老先衰,精血不足,须发早白的人群。

【参考】《万病回春》全书共 8 卷,为明代宫廷御医龚廷贤所著,总论天地人、阴阳五行、脏腑功能、主病脉证等。次载药性歌、诸病主药、脏腑、经脉等项目。旱莲丸即收载于《万病回春》之美发类方剂中。此方肝肾阴阳双调,兼顾全面,补养中兼祛湿祛风活血。

【附方】桂圆红枣茶:桂圆有补心脾、益气血的作用;红枣可养血安神。将桂圆和红枣泡成茶饮用,可滋补气血,当气血充盛时,发量就会较多,发色也会较黑且有光泽。材料:桂圆 12

g,红枣 15 g。用法:将桂圆和红枣一起放入杯中,加入 500 mL 的热水冲泡,放凉后即可饮用。
注意:口干舌燥、易便秘的人不能喝。

白 发 丸
《中医治疗脱发》

【组成】豨莶草、制何首乌各 90 g,旱莲草、女贞子、牡丹皮各 60 g,黄芩 30 g,生地、当归、黑芝麻各 120 g。

【用法】研细,过 100 目筛,炼蜜为丸,丸重 9 g。每次服 1 丸,每日 3 次。治白发。

【功效】补益肝肾,滋阴黑发。

【方解】豨莶草明目,黑发,滋阴养血。制何首乌补肝肾,益精血,乌须发,强筋骨。女贞子主治肝肾阴虚、腰膝无力、衰老发白。旱莲草滋补肝肾。牡丹皮清热凉血,活血化瘀。黄芩清热燥湿。生地清热生津,滋阴养血。当归补血活血。黑芝麻是乌发润发的良药,单用即有效。全方合用,可治肝肾不足、头晕耳鸣、头发早白。

【适应人群】适用于素体肝肾阴虚有内热所致的头晕耳鸣、头发早白及两目昏糊,体衰发白的人群。

【参考】按照中医理论,头发与肝肾有密切关系,肾藏精肝主血,其华在发,肝肾虚则精血不足,毛囊得不到充足的营养,一种情况是合成黑色素能力减弱,出现白发,还有一种情况就是毛囊萎缩或者坏死,造成脱发。反之,肝肾强健,上荣于头,则毛发浓密乌黑。所以该方中所用药都为补肝益肾的良药,兼有活血清热等作用。

【附方】红枣黑木耳汤:红枣 15 个,黑木耳 5 g,以温水洗净泡发后,放入小碗中,加水和冰糖适量,将碗置蒸锅中,蒸 1 h。一次或分数次食用。

吃红枣、木耳,补益肝肾,对肝肾亏损导致头目昏花、头发早白,长期使用有一定效果。

延年益寿精
《全国医药产品大全》

【组成】豨莶草、桑椹子、菟丝子、金樱子各 65 g,桑叶、牛膝、女贞子、杜仲各 33 g,生地、金银花、黑豆各 16 g,制何首乌 300 g,黑芝麻 200 g,墨旱莲 122 g,蔗糖 700 g。

【用法】制糖浆剂。每次服 10 mL,每日 2 次。

【功效】益精血,散风热,乌须发。

【方解】豨莶草祛风湿,通经络,黑发。菟丝子滋补肝肾。制何首乌、女贞子、生地、墨旱莲、桑椹子可以补肝肾,益精血,乌须发,主治肝肾阴虚、腰膝无力、衰老发白。黑芝麻乌发润发。金樱子收涩精气。桑叶疏散风热,清肺润燥。牛膝逐瘀通经,强筋骨。黑豆是古今补肾乌发的良药。杜仲具有补肾助阳的功效,治腰脊酸痛。全方合用,可强筋骨,益肝肾,补血乌发。

【适应人群】适用于肝肾虚弱、精血不足、年老体衰、须发早白的人群。

【参考】中医认为"精、气、神"是生命的根本,养生主要在于保养"精、气、神"。"肾藏精",肾为元气之根、生命之门,保养肾精的养生价值是毋庸置疑的。本方由多味补益肝肾、乌须发之品组成,滋补力量强,乌发效果好,是补肝益肾乌须发的良方。

【附方】醋泡黑豆方:黑豆 100 g,糙米醋 300 mL。做法:将黑豆放在平底锅内,以中火将黑豆煮至表皮爆开,再以慢火煮大约 10 min。把煮熟了的黑豆放入密闭瓶内,加入糙米醋,两者所占的分量大约是 1/3 及 2/3。变凉后将瓶盖封好,待黑豆吸收了醋,膨胀之后便可食用。时间久了醋上面会长膜,可将膜扔掉,如醋浑浊,重新换醋。放置阴凉处或冰箱冷藏保存 10 天后即可食用。功效:醋泡黑豆是中医治疗肾虚的黄金验方,醋泡黑豆具有美容、减肥、补肾、明目、乌发功能。

血热发白方
《脱发的中医治疗》

【组成】桑叶、黑芝麻各 30 g,生地 15 g,牡丹皮、赤芍、当归、黄芩、女贞子各 12 g,制何首乌、旱莲草各 20 g。

【用法】水煎服,每日 1 剂,或以此比例增加药量,为细末,炼蜜为丸,每次服 9 g,每日 2 次。

【功效】滋阴清热,乌发润发。

【方解】桑叶可疏散风热、清肺润燥,黑芝麻乌发润发,二者配合即桑麻丸,是疏风润肺乌须发的最佳配合。生地、女贞子、旱莲草滋阴清热,凉血补血,主治肝肾阴虚、血热、发白发燥之证。牡丹皮、赤芍清热凉血,活血化瘀。黄芩清热燥湿。当归、制何首乌具有补肝肾、益精血、乌须发的功效。诸药合用,可清热活血,滋阴补肾,适用于血热、发白之证。

【适应人群】适用于血热血瘀之发白的人群,青年男女血热发白者尤宜。

【参考】专家认为,少年白发主要是由于血热、肝肾不足和气血亏损所致,治疗应当以滋阴凉血、养血乌发、补肾安神的药物为主,此方标本兼顾,清热、凉血、化瘀,少白头最为适宜。同时可以配合一些外用药物、按摩等疗法。

【附方】清宫洗头方(《慈禧光绪医方选议》):羌活 4.5 g,川芎 6 g,藁本 6 g,天麻 3 g,桑叶 4.5 g,甘菊 3 g,薄荷 3 g。煎水一盆洗头,可清热祛风、洁发光泽。

首 乌 丸
《中国药典》

【组成】桑叶、补骨脂(盐炒)、女贞子、牛膝各 40 g,地黄、金银花各 20 g,桑椹浸膏、金樱子浸膏各 70 g,墨旱莲浸膏 50 g,黑芝麻 15 g,菟丝子、豨莶草各 80 g,制何首乌 360 g。

【用法】制为水泛丸,每次服 6 g,每日 2 次。

【功效】补肝益肾,濡发乌发。

【方解】何首乌、牛膝、地黄、补骨脂、菟丝子补肝肾,益精血,乌发须,强筋骨。墨旱莲、女贞子、黑芝麻、桑椹四味药滋补肝肾,凉血乌发。金樱子固精缩尿。桑叶清肺润燥,清肝明目。豨莶草祛风湿,利关节,通经络,可使补而不滞。金银花性寒,味甘,入肺、心、胃经,具有清热解毒、抗炎、祛风的功效。全方合用可以补肝肾,强筋骨,乌须发。

【适应人群】适用于肝肾虚弱、精血不足、血热血瘀导致的发白人群。

【参考】以上十三味,除桑椹、墨旱莲和金樱子外,其余制何首乌等十味粉碎成细粉,过筛,混匀。桑椹和金樱子分别加水煎煮 2 次,第一次 3 h,第二次 2 h,合并煎液,静置 12 h,取上清液,浓缩成相对密度约为 1.35 的浸膏。墨旱莲加水煎煮 2 次,每次 1 h,合并煎液,静置 12 h,取上清液,浓缩成相对密度约为 1.38 的浸膏。取上述细粉,将桑椹浸膏、金樱子浸膏、部分墨旱莲浸膏、10 g 炼蜜和适量水混匀,用混合液泛丸,稍干后用剩余的墨旱莲浸膏和 10 g 炼蜜的混合液包衣,打光,干燥,即得。

【附方】何首乌蒸猪肝原料:何首乌 20 g,猪肝片 250 g,枸杞子 10 g,姜片 2 片,葱段 2 根,盐 1 茶匙,白糖少许,麻油少许,生抽 1 茶匙,米酒 1 茶匙。做法:①何首乌用温开水浸泡 5 h,切片,猪肝切片,略腌;枸杞子洗净待用。②将所有材料、调料拌匀略腌,入炉蒸约 6 min 即可。小提示:何首乌有补肝益肾、益精血、乌须发的功效;猪肝蒸好须趁热食用,否则较硬且腥。

黄　精　酒
《本草纲目》

【组成】黄精、苍术各 200 g,枸杞根、侧柏叶各 250 g,天冬 150 g。

【用法】煮汁 5000 mL,同酒曲 500 g、糯米 2500 g。如常酿酒饮。现代用法:上方用量酌减,浸白酒半个月后内服。

【功效】益精髓,乌白发。

【方解】黄精补气养阴,润心肺,强筋骨,可用于治疗肾精亏损、精血不足。苍术燥湿健脾,散寒祛风,明目。枸杞根(即地骨皮)主治虚劳、潮热盗汗、有汗骨蒸。天冬性寒,味甘,微苦,具有养阴清热,润肺滋肾的功效。侧柏叶黑润发鬓。

【适应人群】补气益脾,润燥乌发。适用于面肢浮肿,发枯变白,皮肤干燥易痒,心烦急躁而少眠等症。阴血亏虚所致头晕目眩、形瘦体弱、精神倦怠、须发早白、眼花干涩、心烦失眠、皮肤瘙痒、饮食不振、腹胀腹泻、体困重着、面肢水肿、苔腻乏味。

【参考】中医认为,黄精味甘性平,入脾、肺、肾经,主要以根茎入药,由于它的样子很像鸡头,因此又称鸡头参,主要功效是健脾益肾、补气养阴、润心肺、强筋骨,可用于治疗肾精亏损、精血不足、脾胃虚弱、体倦乏力、口干食少、肺虚燥咳、内热消渴等。专家建议,平时体寒、精力减退或不足的男士,可以每天喝一点黄精酒。此外,黄精酒中富含多种营养物质,冬天适当饮用,还能减少细胞突变的发生,从而起到抗衰延寿的作用。

【附方】何首乌酒:取黑芝麻、何首乌、黑豆各等分,红枣适量,泡酒,密封 3 周后饮用,每日 2 次,每次服用 10 mL。另配合每日早晚各揪耳朵 1 次,1 次为 14 下,需坚持半年至一年。此药酒具有滋补精血,益肝养肾,滋阴乌发之功效。

女贞桑椹煎
《补药和补品》

【组成】女贞子 12 g,桑椹子 15 g,制何首乌 12 g,墨旱莲 10 g。

【用法】将上药水煎服,日服 2 次。

【功效】滋阴补肾、乌须黑发。

【方解】女贞子是一味补肾滋阴、养肝明目的中药,可治肝肾不足、头晕耳鸣、头发早白及两目昏糊等病证。墨旱莲能收敛、止血、补肝肾、乌须发。桑椹子滋阴补血,明目生津,润肠。制何首乌具有补肝肾、益精血功效,是补肝肾、乌须发的首选药物。诸药合用,能补肾滋阴,乌须发,药少力专。适用于肝肾阴虚、须发早白者,无论男女老幼皆可常服。

【适应人群】肝肾阴亏,头晕目眩,两目干涩,腰膝酸软而鬓发早白者。

【参考】本方所治之头晕目眩是为肝肾不足、阴液亏损所致。故以养阴益肾、补肝生血之女贞子为主,《神农本草经疏》说本品"气味俱阴,正入肾除热补精之要品,肾得补,则五脏自安,精神自足,百病去而身肥健矣"。它与强肾阴、乌髭发的旱莲草同用,为二至丸的组合,二至丸是治疗肝肾阴虚之头昏目眩、失眠多梦、腰膝酸软的名方。桑椹子性味甘寒,具有补肝、益肾、滋液之功。何首乌性味苦涩微温,具有补肝、益肾、养血作用。《本草纲目》说何首乌"苦补肾,温补肝,能收敛精气,所以能养血益肝,固精益肾,健筋骨,乌髭发,为滋补良药"。肝肾向有乙癸同源之说,补肝正所以益肾,滋肾正所以养肝。此方四药相伍,为肝肾同补之良方。

【附方】女贞子膏(《中医皮肤科诊疗学》):女贞子 500 g,黑芝麻 150 g,熬膏。每次服 20 mL,温开水送下,每日 2~3 次,滋阴乌发,治疗白发、斑秃、全秃等。女贞子甘凉而质润多液,善补肾阴、养肝血,主治阴虚目昏、视物不明。在美容方面重在乌发养颜、祛斑,并可抗衰延寿,实为美容珍品。

一醉不老丹
《医部全录》

【组成】槐角子、莲花蕊、生地、五加皮各 100 g,没食子 6 个。

【用法】以木石臼捣碎,以生绢袋盛药,同好清酒 5000 g,入净坛内,春、冬浸 1 个月,秋 20 日,夏 10 日,紧封坛口,浸满日数,任意饮之,以醉为度,须连日服令尽,酒尽而须发白者自黑,若不黑,再制,方中槐角子有一定毒性,饮用此酒时,剂量不宜过大。

【功效】补益肝肾、养血乌发。

【方解】生地补肾阴,养精血。莲花蕊、没食子益肾固精。五加皮补肝肾,壮筋骨。槐角子滋阴清热,乌须发。诸药合用有补肾固精、养血乌发、壮筋骨的功效。

【适应人群】专养血乌须黑发。主治腰膝无力,遗精滑泄,精神萎靡,须发早白等症。对肾气不固、精血不足所致的遗精、滑泄者也有较好的疗效。

【参考】《古今图书集成》的医学部分为《医部全录》,这是一部由清政府组织编写的大型综合性书籍,医学部分内容极为丰富。其取材广泛,既有中国医药学的基础理论,又包括了中医临床各科疾病的证治,上采秦汉医经及注释,下集近代名著及文献,堪称医学百科全书。一醉不老丹是《医部全录》所载的乌发名方,常服有效。

【附方】琥珀核桃方:核桃肉 300 g,白糖 150 g,精盐少许,油适量。制作:将核桃肉放入开水中,加少量精盐浸泡 10 min,挑去核桃皮,洗净,沥干;锅内放少量清水及白糖,熬至糖汁浓稠,投入核桃肉拌炒,使糖汁包裹在核桃肉上;换锅将油加热,投入粘满糖汁的核桃肉,用文火炸至金黄色,捞出,沥去油,晾凉后食用。现为深受不少餐饮店欢迎的乌须美发食疗良方,绚香可口,常服可补肾固精,温肺乌发。

黑发仙丹
《〈串雅内编〉选注》

【组成】熟地、桑椹子各 50 g,万年青 1500 g,黑芝麻 240 g,山药 1000 g,南烛皮 120 g,花椒、白果各 30 g,巨胜子 90 g。

【用法】炼蜜为丸。每次服 15 g,早、晚酒调下。

【功效】乌须黑发。

【方解】桑椹子滋阴补血,生津润肠。熟地具有滋阴补血、益精填髓等功效。万年青清热解毒,强心利尿。黑芝麻有健胃、保肝、促进红细胞生长的作用,同时可以增加体内黑色素,有利于头发生长。山药补脾养胃,生津益肺,补肾涩精。南烛皮强筋益气,固精驻颜。花椒温中散寒除湿,防治滋腻碍胃。白果具有通畅血脉、保护肝脏、改善大脑功能的作用。巨胜子益肝肾,活血,乌须发。诸药合用,可以健胃补肝益肾,润皮肤、抗衰老、乌须发。

【适应人群】鬓发早白属于肝肾阴亏,头晕目眩,两目干涩,腰膝酸软者。

【参考】《串雅全书》是一部整理走方医经验的著作,搜集了大量的民间秘方、验方、单方等,突出了廉、验、便三大特点。《串雅全书》包括《串雅内编》四卷、《串雅外编》四卷、《串雅补》五卷。《串雅全书》对于研究民间医药知识具有重要参考价值。黑发仙丹出自《串雅全书》,是从民间收集整理的乌须黑发良方,极具研究价值。

【附方】黑豆雪梨汤:黑豆 30 g,雪梨 1～2 个。将梨切片,去皮去核,加适量水与黑豆一起放锅内旺火煮开后,改微火炖至烂熟。吃梨喝汤。每日 2 次,连用 15～30 日。治疗肺阴亏损所致的毛发脆弱,色白,倦怠乏力易感冒者。

洗发菊花散
《皮肤病中医诊疗学》

【组成】干菊花 60 g,蔓荆子、侧柏叶、川芎、桑白皮、白芷、细辛、旱莲草各 30 g。

【用法】桑白皮去粗皮,细辛去苗,旱莲草取根茎花叶俱全者,研粉末。每次用药 100 g,豆浆水三大碗,煎去两大碗,去渣,沐发。

【功效】祛风止痒,生发养发。

【方解】干菊花为主药,清肝经风热,能令头发不白,配桑白皮、侧柏叶、蔓荆子、旱莲草,均有清热滋阴、祛风除湿等美发功效,川芎、细辛祛风除屑止痒。全方合用能除屑止痒,治疗头发脱落。

【适应人群】头皮瘙痒、发干发燥、头屑多久治不愈者。

【参考】由于菊花叶子中含有特殊的精油成分,用菊花叶煮成的汁液洗头,可以有效抑制头皮屑的产生。取 40 片菊花叶子,洗干净后放入锅中,加适量清水煎煮,煮出绿色的汁液后放凉,然后放入瓶中保存。使用时,直接用这种汁液清洗并按摩头皮,坚持日久即可起效。

【附方】洗头止痒方:透骨草 100 g,桑枝 50 g,加水 1000 mL,浓煎取汁,倒入脸盆中。待药汁稍凉后,取药汁洗头部,20 min 后用清水冲净,每日洗 2 次,一周后可见效。

七宝美髯丹
《本草纲目》引《积善堂经验方》

【组成】赤、白何首乌各 500 g,赤、白茯苓各 500 g,牛膝 24 g,当归 24 g,枸杞子 24 g,菟丝子 24 g,补骨脂 12 g。

【用法】上药为末,炼蜜为丸,如弹子大,共 150 丸。每次 1 丸(5 g),一日 3 次,清晨温酒送下,午时姜汤送下,卧时盐汤送下。现代用法:研细,炼蜜为丸,每丸重 10 g,早晚各服 1 丸,淡盐开水送服。现各中药店均有成药销售。

【功效】补益肝肾,乌发乌须。

【方解】本品中何首乌补肝肾,益精血,用量独重,为主药。菟丝子、枸杞子滋肾益精,助何首乌以壮水。当归养血活血,配何首乌增强补血之功。牛膝补肝肾,强筋骨。补骨脂助命门之火而暖丹田。茯苓益心气,交心肾,下行而渗脾湿。全方补益肝肾,乌发乌须,为古今乌发良方,用途十分广泛,疗效显著。

【适应人群】肝肾不足之须发早白证,症见脱发,齿牙动摇,腰膝酸软,梦遗滑精,肾虚不育等。

【参考】七宝美髯丹是中医方剂名方,为补益剂,具有补益肝肾、乌须发之功效。本方为平补肝肾,乌须发固齿的常用方。以须发早白、脱发、齿牙动摇、腰膝酸软为辨证要点。七宝美髯丹用何首乌、菟丝子、牛膝、茯苓、补骨脂、枸杞子、当归组合,具有较强的补益肝肾、乌发乌须功效,是古今治肾虚白发的良方。

【附方】乌发膏:出自明《积善堂经验方》。由何首乌、茯苓各 1000 g,当归、枸杞子、菟丝子、牛膝、黑芝麻各 240 g,补骨脂 120 g 组成。有乌须黑发、补血养阴的功效。制法:研细末加水煎熬 3 次,过滤,文火浓缩,加蜂蜜适量,调匀,煎透。忌铁器。用法:每日 3 次,每次 15 g,开水冲服。乌发膏是著名的滋膏剂。

神仙六子丹
《御药院方》

【组成】牛膝、熟地、地骨皮各 90 g,小茴香 60 g,菟丝子、川楝子、枸杞子、覆盆子、五味子、蛇床子、何首乌、木瓜各 30 g。

【用法】上为细末,煮面糊为丸,如梧桐子大,每次服 50 丸,空腹食前温酒下。

【功效】补益肝肾、生精乌发。

【方解】牛膝逐瘀通经,补肝肾,强筋骨;熟地补血滋润,益精填髓;地骨皮凉血除蒸,清肺降火;小茴香散寒止痛,理气和胃;菟丝子温补肝肾;川楝子祛肝郁之火;枸杞子滋阴补肾;覆盆子养肝明目;五味子敛肺,滋肾,生津;蛇床子温肾壮阳,燥湿,祛风;何首乌可补益精血,乌须发,强筋骨,补肝肾;木瓜平肝舒筋,和胃化湿。诸药合用养气血,壮筋骨,补肾水,滑肌肤,驻容颜,黑髭鬓。

【适应人群】男子气血衰败,未及年五十之上,气血衰败、髭发斑白及髭鬓苍黄、髭鬓斑白,或年少人髭鬓苍黄。

【参考】《御药院方》是元代著名的宫廷医家许国祯所著。该书以宋、金、元三朝御药院所制成方为基础,进行校勘,修改其错误,补充其遗漏,于至元四年(1267 年)刻板成书。全书共 11 卷,收方 1000 余首,包括内、外、妇、儿、五官、养生、美容等多方面内容。

【附方】杏花露:杏仁 12 g,桂花 6 g,冰糖适量,取杏仁捣碎入锅内,煮 15 min 后加入桂花再煮 10 min,滤去渣质入冰糖调味,即可食用。此汤清香扑鼻,美味可口,有乌发养颜、护肤祛斑之功效,适于女性四季常饮。

第二节 生 发 剂

生 发 汤
《邹云翔医案选》

【组成】豨莶草、黑芝麻、熟地、旱莲草、女贞子、枸杞子、党参、炙黄芪、桑椹子、当归、白芍、阿胶、龙眼肉各 9 g,制何首乌 15 g,陈皮 4.5 g,炙甘草 3 g,红枣 5 枚。

【用法】水煎服。

【功效】补益肝肾,益气养血,润发生发。

【方解】何首乌、桑椹子、熟地、枸杞子具有滋阴补血、益精填髓、滋补肝肾、润发生发等功效。豨莶草清热通经。黑芝麻有健胃、保肝、促进红细胞生长的作用,同时可以增加体内黑色素,有利于头发生长。临床上,旱莲草常与女贞子同用,二者都可以治疗肝肾阴虚,失眠心烦,耳鸣头晕,腰膝酸软等病证。党参、炙黄芪益气补中。当归、白芍、阿胶具有补血养血、调经止痛、润燥滑肠、抗癌、抗老防老之功效。龙眼肉补益心脾,养血安神。炙甘草和中缓急,调和诸药。红枣具有补虚益气、养血安神、健脾和胃等作用。诸药合用补肝肾、补血和血,有利于生发。

【适应人群】适应肝肾两虚、气血双亏的脱发人群,症见头发日渐脱落、色黄不泽、腰膝酸软、面色萎黄、未老先衰。

【参考】《邹云翔医案选》系邹云翔教授著。邹老是江苏无锡人,在临床实践过程中,他博采众学,见某医一长,即向之学习,先后又师事六人之多。1954 年来南京参与创办江苏省中医院,嗣任南京中医学院领导职务,坚持贯彻党的中医政策,积极培养中医人才,认真总结自己的临床经验,编著《中医肾病疗法》《中医验方交流集》和《中医验方交流集续编》等书,为中医事业做出了贡献。

【附方】生发汤(《实用中医美容》):木瓜、当归、羌活各 10 g,生地、熟地、菟丝子、茯苓各 12 g,何首乌、白芍、甘草各 15 g,旱莲草 30 g。水煎分 2 次服,每日 1 剂。治疗脂溢性脱发。

斑 秃 丸
《实用中医美容》

【组成】木瓜、当归、羌活各 10 g,生地、熟地、菟丝子、白芍、五味子、丹参各 60 g,何首乌 90 g。

【用法】为细末,炼蜜为丸,丸重 9 g。每次服 1 丸,每日 2 次。

【功效】滋阴养血,补益肝肾,润发生发。

【方解】斑秃丸内服能滋阴养血、补益肝肾,阴血充盈,风痒自熄,毛发得养。何首乌、地黄具有滋阴补血、益精填髓等功效。菟丝子、五味子养肝生津。丹参活血化瘀,木瓜、羌活舒筋活络,祛风止痒,当归、白芍濡养经脉、活血化瘀,上药可刺激皮肤,改善头部皮肤营养,促进毛发生长。诸药合用有补肾活血生发的作用。

【适应人群】本品补益肝肾,养血生发。用于肝肾不足,症见毛发成片脱落,又称圆形脱发,多伴有头晕失眠,精神紧张,目眩耳鸣,腰膝酸软,斑秃见上述证候者。

【参考】脂溢性脱发以往称早秃,男性型秃发,弥漫性秃发,圆形脱发等,其与遗传、雄性激素、皮脂溢出有关。一般脂溢性皮炎导致的脱发,症状为头皮部油脂分泌过多,头发有油腻感。临床表现为患者头皮脂肪过量溢出,导致头皮油腻潮湿,加上尘埃与皮屑混杂,几天不洗头就很脏,并散有臭味,尤其在气温高时更是如此;有时还伴有头皮瘙痒炎症,主要是由于头皮潮湿,细菌滋生感染引起脂溢性皮炎。此方标本兼治,是临床治疗斑秃的有效良方。

【附方】生发黑豆方:黑豆 500 g,水 1000 mL(夏季各用 1/4 量)。将黑豆洗净,放入砂锅中,加入水,以文火熬煮,至水浸豆粒饱胀为度。然后取出黑豆,撒细盐少许,储于瓷瓶内。每次 6 g,每日 2 次,饮后食用,温开水送下。此方具有生发护发之功效。对油风脱发(圆形脱发)、脂溢性脱发、产后脱发、病期脱发,以及色素脱失的白癜风均有疗效。

脱发再生剂
《实用医学美容》

【组成】骨碎补、白鲜皮、何首乌各 10 g,鲜侧柏叶 40 g。

【用法】加入 95% 酒精 200 mL,浸泡 2 周过滤,外擦患部。

【功效】养血补肾,祛湿生发。

【方解】骨碎补补肾强骨,用于肾虚腰痛,外治斑秃、白癜风。白鲜皮清热燥湿,祛风止痒。何首乌养血滋阴,润肠通便,是治疗肝肾阴虚之腰膝酸软,须发早白的常用之品;侧柏叶凉血止血,燥湿生发。本方补益肝肾,养血生发,药少力专,外用有良效。

【适应人群】用于肝肾不足,血虚风盛所致的油风。现用于治疗脂溢性脱发。

【参考】脱发的发生在一定程度上也与饮食中的某些营养素失衡有关。只有通过多种营养素的协调配合,才能发挥各自的营养功能。维生素 A 对于维持上皮组织的正常功能和结构的完善,促进生长发育起重要作用。常食用富含维生素 A 的食物如胡萝卜、菠菜、小油菜、韭菜、芹菜、苋菜、杏等,将对脂溢性脱发有一定效果。维生素 B6 对于调节脂质的代谢、抗皮脂、刺激毛发再生均有一定的功能。含有丰富维生素 B6 的食物有马铃薯、蚕豆、青鱼、橘子、芝麻等。

【附方】透骨草洗剂:透骨草 60 g(鲜草加倍),加水 2000 mL,煎 20 min 后取液,待温度适宜时外洗头发,每日 1 次,连洗 7 日为 1 个疗程。也可再加侧柏叶、白鲜皮共同煎水外洗。

101 毛发再生精
《中医杂志》

【组成】人参、黄芪、当归、川芎、干姜、桃仁、红花、丹参、酒精等。

【用法】每日涂患处 2~3 次,15 日为 1 个疗程,连用 4~6 个疗程。

【功效】益气活血生发。

【方解】人参自古被誉为"百草之王",是"补益肺脾,扶正固本"之佳品。黄芪以补虚固表为主,常用于体衰日久、言语低弱、脉细无力者。当归补血活血,调经止痛。川芎为血中之气药。四者合用,益气活血,促进毛发生长。干姜温中散寒,桃仁、红花、丹参活血祛瘀,通经活络,可以改善脱发处血液供应,有利于毛发生长。全方合用,能够补益气血,乌发养发,能使毛发再生。

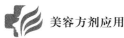

【适应人群】针对多种脱发患者,具有生发、养发等多种功效。

【参考】101毛发再生精系采用多种名贵中药精制而成,既能清热除湿,又能养血润燥,活血化瘀祛风,所以能取得较好的疗效。从现代医学观点来看,101毛发再生精的疗效,可能与其改善局部循环,激活毛母细胞使毛囊再生有关,而且还存在通过局部吸收促进新陈代谢,调节内分泌,增强改善人体免疫功能的功效。此方经国内外大量患者应用,证明是享誉世界的生发名方。

【附方】鲜侧柏叶30 g,霜桑叶15 g,闹羊花3 g,骨碎补12 g,透骨草10 g,皂角3 g。研末,放入大口瓶中,用75%的酒精浸泡,酒精以没过药末为度,将瓶口密封,7日后即可使用。用时以纱布滤出部分药液,用脱脂棉蘸之涂抹患处,每日3~4次,治愈为止。

神应养真丹
《外科正宗》

【组成】木瓜、菟丝子、当归、川芎、白芍、天麻、羌活、熟地(捣膏)各等分。为细末。

【用法】入熟地膏加蜜,丸如梧桐子大。每次服百丸,空腹温酒或盐汤下。

【功效】补益精血,祛风生发。

【方解】方中当归、川芎、白芍、熟地能补血养血活血;熟地配木瓜、菟丝子滋养肝肾,天麻、羌活辛苦而温,祛风止痒,引药上行巅顶。全方合用能够补益肝肾,补血养血,润养头发。

【适应人群】块状斑秃、湿性脂溢性脱发、干性脂溢性脱发,所有病例均伴有不同程度的心烦失眠,性情急躁,大便干结等症状。治斑秃、全秃、早秃、脂溢性秃发及症状性秃发。

【参考】《外科正宗》系由明代陈实功编著的一本外科名著,全书共四卷。卷一总论外科疾病的病源、诊断与治疗;卷二至卷四分论外科各种常见疾病一百多种,首论病因病机,次述临床表现,继之详论治法,并附以典型病例。书中绘有插图三十余帧,描述各种重要疮肿的部位和形状,最后又介绍了炼取诸药法。在中医外科书中,本书向以"列症最详,论治最精"见称,因而倍受后世推崇,是一本中医外科理论和临床实践价值颇高的中医专著,可供学习和研究中医外科以及美容临床医师参考。

【附方】马齿苋韭菜包子(《食疗百病》):马齿苋、韭菜各150 g,面粉、葱、姜、猪油、味精、酱油、盐适量,鸡蛋2个。主治:斑秃。

用法:将马齿苋、韭菜分开洗净,阴干2 h,切成碎末。鸡蛋搅打匀后炒熟弄碎,与马齿苋、韭菜拌在一起,加上精盐、酱油、猪油、味精、葱、姜末为馅,和面制成包子,放在蒸笼里蒸熟食用。作为正餐主食。

养血生发胶囊
《全国医药产品大全》

【组成】木瓜、川芎、当归、何首乌、天麻、熟地等分提取。

【用法】制为每粒重0.5 g的胶囊剂,每次服4粒,每日2次。

【功效】补益肝肾,养血生发。

【方解】木瓜酸温,化湿和中,并可乌发润肤。川芎为血中之气药,当归补血养血,何首乌、熟地可补益精血、乌须发、补肝肾,天麻祛风。全方合用能够补血活血、滋阴补肾,使毛发再生。

【适应人群】用于气血失和、须发早白、肌肤粗糙、面生雀斑。现用于治疗斑秃、全秃、脂溢性脱发、头发发痒、头屑多、油腻及病后脱发等。

【参考】养血生发胶囊,养血祛风,益肾填精。用于血虚风盛,肾精不足所致的脱发,症见毛发松动或呈稀疏状脱落、毛发干燥或油腻、头皮瘙痒。斑秃、全秃、脂溢性脱发与病后、产后脱发见上述证候者。

【附方】红枣根汁:取东行红枣,鲜者三尺,横置甑上蒸之,枣根两头便有汁流出,接取装瓶备用。功效:长发、生发。主治:落发及发不易长。涂敷脱发处及发上,即易长出毛发和使发长长。

丁桂毛姜酊
《大众中医药》

【组成】骨碎补、苦参各 50 g,公丁香、肉桂各 10 g。

【用法】上药浸泡于白酒 500 mL 中 1 周,外擦局部,每日数次。

【功效】补肾、燥湿、生发。

【方解】骨碎补补肾强骨,活血续伤,具有较好的补肾、活血、生发功效。苦参清热燥湿,公丁香温中、暖肾,肉桂补元阳,暖脾胃,除虚冷,通血脉。全方合用活血化瘀,补肾健脾,可以使毛发再生。

【适应人群】治疗脂溢性皮炎及秃顶。头皮油质增多、痒,有头屑或丘疹,脂溢性脱发多发人群。

【参考】脂溢性皮炎长时间不治疗或者没有得到有效的治疗,可扩散到头皮等有毛发的部位,引起头皮脂溢性皮炎,头皮脂溢性皮炎的部位细菌大量滋生,很容易导致头皮毛囊破坏,引起头发脱落,断裂等毛发症状,如果没有及时控制、治疗,毛囊严重破坏,可使毛发不能正常生长,最终的危害可能是斑秃或者脱发。

【附方】①大蒜外擦:大蒜味辛、性温,有除风、破冷、镇静、止痒等作用,为含硫的植物挥发油,有兴奋神经、刺激血液循环及发汗的作用。②生姜外擦:生姜含"姜辣素",能兴奋神经,扩张皮肤和黏膜血管,改善血液循环。可用鲜生姜榨出汁,用小毛刷蘸姜汁刷秃发处,每日3次。

头肿痒白屑方
《外台秘要》

【组成】桑寄生、防风各 15 g,蔓荆子、麻子仁各 10 g,秦椒 10 g,白芷 20 g。

【用法】加水 2000 mL,煎沸去渣,洗头,每日 1～2 次。

【功效】祛风消肿、止痒除屑。

【方解】桑寄生有祛风湿、益肝肾、强筋骨的功效,蔓荆子、防风、白芷疏散风邪,清除头痒白屑。麻子仁润燥活血,除风邪气。秦椒温中去寒痹,坚齿发。诸药合用,补益肝肾,乌发养发。

【适应人群】治疗头发脱落,头痒头肿白屑。表现为头痒白屑、头皮中白屑较常人多,且有脱发的人群。

【参考】《外台秘要》是由文献辑录而成的综合性医书,又名《外台秘要方》,共 40 卷。王焘撰成于天宝十一年(752 年),本书汇集了初唐及唐以前的医学著作。对医学文献进行大量的整理工作,使前人的理论与治疗方药全面保留起来。此方即《外台秘要》所收载的外用脱发良方。

【附方】三仙丸(《古今医鉴》):侧柏叶(焙干)400 g,当归 200 g。上药忌铁器,为末水糊为丸,如梧桐子大,每次服 50～70 丸,早晚各服 1 次,黄酒盐汤送下。治疗头发脱落。

侧柏散方
《御药院方》

【组成】侧柏叶 200 g,何首乌、地骨皮、白芷各 100 g。

【用法】上为粗末,每次用 25 g,加入生姜 5000 g,加水煎三七沸,去渣。淋洗须发,临睡用。

【功效】荣养须发。

【方解】侧柏叶凉血止血,生发乌发,用于血热的头发早白。何首乌养血滋阴,润肠通便,用于肝肾阴虚,须发早白。地骨皮凉血除蒸,清肺降火。白芷祛风止痒。全方合用外洗,能够清热凉血,养血补肾,使毛发再生。

【适应人群】适用于血热头发早白的人群。

【参考】《御药院方》是著名的元代宫廷医家许国祯所著。许国祯奉元世祖之命,召集各地医家,与翰林承旨撒里蛮共同主持了增修《本草》的工作,著名医家罗天益等 20 人参与了增修。《本草》的增修工作历时将近 4 年,到至元二十五年(1288 年)九月书成,名为《至元增修本草》,是元代唯一的官修本草,也是元代最有名的美容全书。

【附方】桑椹蜂蜜饮:将鲜桑椹 1000 g(或干品 500 g)洗净,加水适量煎煮取汁,小火浓缩,加蜂蜜 300 g 煮沸,冷却后备用。每次 1 汤匙,以沸水冲化饮用,每日两次。

黑豆雪梨汤:黑豆 30 g,雪梨 1～2 个,将梨切片,加水与黑豆一起炖至烂熟,吃梨喝汤,每日 2 次。

延年疗头风发落方
《外台秘要》

【组成】蔓荆子 2000 g,防风 90 g,桑寄生 90 g,秦椒 30 g,麻子仁 2000 g,白芷 125 g。

【用法】上六味,切碎,以水 3000 mL,煮取 2000 mL,去渣,以汁洗头,加芒硝 2000 g 亦妙。

【功效】散寒通络,清利头目,润发生发。

【方解】蔓荆子、防风味辛、苦,性微寒,归肺、膀胱、肝经。轻浮升散,疏散风邪,通利经络。临床多用于治疗皮肤粗糙、眉发脱落、头屑瘙痒。桑寄生补肝肾,益精血,强筋骨,是生发、润发、乌发的常用之品。秦椒除风邪气,防治头皮瘙痒,重用麻子仁润养津血及毛发,白芷活血祛风,全方合用祛风除湿,活血通络,主治头风发落。

【适应人群】主治头风发落,或头痒肿、白屑多的人群。

【参考】《外台秘要》是由文献辑录而成的综合性医书,本书汇集了初唐及唐以前的医学著作。对医学文献进行大量的整理工作,使前人的理论研究与治疗方药得以有效地保存下来,此方及唐以前的治脱发的良方具有较好的祛风止痒润养毛发的功效。

【附方】①雄黄末 30 g。将药用食醋调成稀糊状后,均匀地涂于眉骨上,可使眉毛再生而黑亮,每日夜睡时涂,次晨洗去。

②松脂、附子(去皮、脐,生用)各 60 g,蔓荆子 250 g。上药为末,以乌鸡脂和,盛于瓷器中,密封,于屋北阴干,百日药成。细研,薄涂于眉发髭不生处,勿令近面,治眉发髭不生。

黄芪异功散
《贵阳中医学院学报》

【组成】黄芪 30 g,党参 30 g,白术 15 g,茯苓 15 g,甘草 6 g,陈皮 9 g。偏阴虚,加旱莲草 30 g;偏血虚,加鸡血藤 15 g;夹痰湿加藿香 9 g。

【用法】水煎服,每日 1 剂,连服 15～60 剂。

【功效】益气健脾,养血生发。

【方解】黄芪补气健脾,常与党参、白术等配伍,用于益气升阳,可使气血上达于巅顶。茯苓利水渗湿健脾。甘草性平味甘,入脾、胃经。陈皮理气健脾,燥湿化痰。以上药物合用共奏益气健脾、化痰除湿之功。加旱莲草,治疗阴虚斑秃;加鸡血藤,治疗血虚斑秃;加藿香,治疗痰湿斑秃。全方合用,主治脾虚、阴虚、血虚脱发。

【适应人群】主治脾虚、清气不升、血虚失养之斑秃者。

【参考】斑秃和头发稀疏反映出了脾虚之证。脾在中医学中是运化精微、营养物质、润养头发的重要脏器,也为后天之本,脾虚易导致头发枯黄、没有光泽、易断裂等。治疗必须益气健脾,以治其本。脾虚者饮食应以清淡,富含蛋白质、维生素和微量元素及易消化的食物为主,不要吃过于油腻的食品。

【附方】扁豆薏米瘦肉汤:扁豆 20 g,薏苡仁 30 g,瘦肉适量。扁豆先在没有放油的锅内炒一炒,炒至微微焦黄色即可,炒过的扁豆才有健脾去湿的作用。然后,将炒扁豆与薏苡仁、瘦肉一起炖汤,30 min 即可,加盐调味食用。

第十三章　养生通便剂

凡以清热润肠、行气通便的药物或食品组成,具有润肠通便、清热攻下作用,消除宿便及湿热积滞,治疗因便秘引起的各种脏腑失调、美容疾病一类的方剂统称为养生通便剂。

引起便秘的原因比较复杂,如热结便秘、阴虚便秘、阳虚便秘、湿热积滞、气虚便秘等均可导致大便不畅或不通,时间一长便会导致一系列亚健康状态,诸如烦躁失眠、面色萎黄、痤疮、黄褐斑、腹胀等,因此可以说,便秘是美容疾病的主因之一。

便秘病位虽在大肠,但与肺、胃、脾、肝、肾都有密切关系,在治疗时不可一见便秘就用大黄、芒硝等寒下药,而应该辨证论治。实热便秘应当苦寒泻下,阴虚便秘应当润肠通便,湿热积滞大便不爽应当清热祛湿、化积缓下,阳虚便秘应当助阳通便,气虚便秘应当益气缓下,诸如此类,不得不知。

常用的苦寒泻下药有大黄、芒硝、番泻叶。常用的润肠通便药有麻子仁、柏子仁、郁李仁、杏仁、栝楼仁。其他如决明子、当归、肉苁蓉也有润下作用,必要时配合补气的党参、黄芪,温里的附子、干姜,行气的枳实、厚朴等。

常用的泻下方剂有五仁润肠丸、麻子仁丸、防风通圣丸、济川煎、调胃承气汤、排毒养颜胶囊等。

五仁润肠丸
《全国中成药处方集》

【组成】生地、陈皮各 120 g,桃仁、麻子仁、肉苁蓉、熟地、当归各 30 g,郁李仁、松子仁各 9 g,柏子仁 15 g。

【用法】为细末,炼蜜为丸。每丸重 9 g,每次服一丸。

【功效】滋阴润肠,通便泄热。

【方解】此方是一个组方严谨,配伍全面的润肠通便丸剂,方中用桃仁、麻子仁、郁李仁、松子仁、柏子仁即"五仁",润肠通便,生地、熟地、当归滋阴补血,肉苁蓉温肾润肠通便,陈皮行气消胀。全方合用,既可滋阴补血以润燥,又可滑润大肠以通便,泻而不峻,泻而兼补,是一剂润肠通便良方。

【适应人群】素体阴虚内燥,常便秘腹胀,两三天一次,日久面色黄燥,大便干涩难下,饮食减少,气血不荣的人群。

【参考】五仁润肠丸是收集在《全国中成药处方集》中的一个成熟的治阴虚内热、内燥便秘的良方,既滋阴以治本,又润肠以通便,泻下力平而稳定,在损美性疾病中,运用尤广。

【附方】五仁丸(《世医得效方》):桃仁 15 g、杏仁 15 g、柏子仁 9 g、松子仁 5 g、郁李仁 5 g、陈皮 15 g。用法:将五仁研为膏,加入陈皮研匀,炼蜜为丸,如梧桐子大,每服 50 丸,空心米饮送下。功用:润肠通便。适应人群:津枯便秘,大便干燥,艰涩难出,以及年老或产后血虚便秘者。

麻子仁丸
《伤寒论》

【组成】麻子仁 20 g,白芍 9 g,枳实 9 g,大黄 12 g,厚朴 9 g,杏仁 10 g。

【用法】六味为末,炼蜜为丸,如梧桐子大,饮服十丸,日三服。渐加,以知为度。

【功效】润肠泻热,行气通便。

【方解】本方所治之证,《伤寒论》称为"脾约",系由肠胃燥热,脾津不足所致。脾为胃行其津液,今胃中燥热,脾受约束,津液不能四布,但输膀胱,故小便频数;燥热伤津,肠失濡润,则大便秘结。治宜润肠泄热,行气通便。方中重用的麻子仁质润多脂,滋脾润肠;大黄苦寒泄热,攻积通便;杏仁利肺降气,润燥通便;白芍养阴敛津,柔肝理脾;枳实下气破结;厚朴行气除满,加强行气通便之力;蜂蜜润燥滑肠,调和诸药。

【适应人群】胃肠燥热,津液不足,大便秘结,小便频数,日久面色不荣,腹胀纳差。

【参考】麻子仁丸是应用了一千八百年的通便良方,本方既能够泄热行气,又可润肠通便,适用于肠道燥热较重的便秘者。现有成药可用于习惯性便秘,老人便秘,产后便秘的人群。

【附方】神仙服大麻子(《太平圣惠方》):补益驻颜,鬓发黑,延年不老方。麻子仁 1000 g,崖蜜 1500 g,牛膝 1000 g,菟丝子 1500 g,地黄 1000 g。先捣菟丝子为末,熬麻子仁令香,以柏木杵臼捣为膏,余药纳入臼中,捣 3000 杵,每次服一鸡子大,以温酒化破服之,日三服,用于便秘、面色无华、脱发。

防风通圣丸
《宣明论方》

【组成】防风、川芎、当归、白芍、大黄、薄荷叶、麻黄、连翘、芒硝各 6 g,石膏、黄芩、桔梗各 12 g,滑石 20 g,甘草 10 g,荆芥、白术、栀子各 3 g。

【用法】上为末,每服 6 g,水一大盏,生姜三片,煎至六分,温服。现有水泛丸可随时购买服用。

【功效】疏风解表,清热通便。

【方解】本方所治之证为外感风邪,内有蕴热,表里皆实之证。方中麻黄、荆芥、防风、薄荷叶疏风解表,使风邪外散;大黄、芒硝泄热通便;滑石、栀子清热利湿,使里热从二便分消;石膏、黄芩、连翘、桔梗清热泻火解毒,以清肺胃之热。当归、白芍、川芎养血活血;白术、甘草益气和中,调和诸药。此方上下分消,表里并治,汗下并用,是古代名方,也是美容良方。

【适应人群】内热较甚,咽喉不利,大便秘结,小便黄赤,疮疡肿痛,常有瘾疹,舌苔黄腻,脉数有力的人群。

【参考】防风通圣丸,组成药数多,但多而不乱,兼顾全面,汗下清利,四法俱备,上中下三焦并治,可清、可散、可下、可补,汗不伤表,下不伤里,故名"通圣"。在损美性疾病中,凡属内热火毒便秘之证,皆可用之,疗效十分显著。

调胃承气汤
《伤寒论》

【组成】大黄 12 g,甘草 6 g,芒硝 10 g。

【用法】大黄、甘草加水3 L,煮取1 L,去渣,加芒硝,微火融化,一次温服。

【功效】缓下热结。

【方解】方中重用大黄,泻下热结,但泻下之力较峻,故加甘草缓和其力,芒硝咸寒,软坚泻下,加强大黄的泻下之力,药虽只有三味,但功专清热泻下,缓下热结,临证应用甚广。

【适应人群】适应表现为大便闭结,口渴恶热,面热发斑,口齿咽同,舌苔黄,脉象滑数的人群。

【参考】此方药只三味,为缓下热结之方,适应证单一,主治热结便秘,只可暂用,不可久服,在美容疾病中,凡热结便秘导致的痤疮、牙痛、口臭、烦躁者,可以此方稍做加减,内服二三剂即可。

黄 龙 汤
《伤寒六书》

【组成】大黄9 g,芒硝6 g,枳实9 g,厚朴9 g,甘草3 g,人参6 g,当归9 g。

【用法】水二盅,姜三片,红枣二枚,煎之后,再入桔梗一撮,热沸为度,分两次服用。

【功效】攻下热结,益气养血。

【方解】此方适用于阳明腑实,大便秘结,兼气血不足之证。方中大黄、芒硝、枳实、厚朴攻下热结,清泄胃肠实热积滞;人参、甘草、当归益气养血,扶正达邪,使之攻不伤正;桔梗宣肺,生姜、红枣养胃和中。诸药合用,组成攻下扶正、邪正合治之良方。

【适应人群】适应表现为大便秘结,脘腹胀满,腹痛拒按,身热口渴,神倦少气,舌苔黄燥,脉虚的人群。

【参考】此方系攻补兼施之剂,便秘兼气血两虚。此类病机临证十分常见,不少中青年及老年人常有习惯性便秘,多兼气血不足,单纯泻下容易伤正,单纯扶正又容易助邪,可用此方酌减大黄、芒硝、枳实、厚朴之量,使标本兼顾,用于此类亚健康人群。

蜜 奶 饮
（经验方）

【组成】蜂蜜50 mL,牛奶50 mL,黑芝麻25 g。

【用法】黑芝麻捣烂,同蜂蜜、牛奶调和,早晨空腹温开水冲服。

【功效】润肠、补虚、通便。

【方解】此方为食疗润肠通便的代表方,极富营养,方法简单易行,比单纯的蜂蜜通便疗效好。方中蜂蜜润肠通便兼可补益,牛奶养阴补益气血,黑芝麻补益兼润肠通便,三药合用,具有较强的补益兼通便作用,若能坚持服用,体虚便秘可解。

【适应人群】此方适用于产后血虚、肠燥便秘,也可广泛用于素体阴虚肠燥、营养不良、皮肤干燥、面色萎黄的人群。

【参考】此方是补益兼润肠通便的食疗方,药源广泛,家庭可以自己配制。凡年老体衰便秘或年轻女性营养不良、皮肤萎黄干燥,坚持长期服用,即可起到益气血、润肌肤、通大便的作用。

排毒养颜胶囊
（经验方）

【组成】大黄、白术、西洋参、芒硝、枳实、青阳参、小红参、肉苁蓉、荷叶。

【用法】①便秘、排便不爽者：一次 3～6 粒，一日 2 次，根据大便情况酌情加减药量，以大便通畅，每天 1～2 次为宜。

②大便一日 1 次者，以 1 粒起服，每日服 1～2 次，根据大便情况逐渐加量至大便通畅，每天 1～2 次为宜。

【功效】益气活血，通便排毒。

【方解】方中以大黄、西洋参为主药，大黄苦寒，有泻热通便、活血祛瘀之功效，通过消化道将毒排出体外。西洋参有益气养阴之功效，具有补气不上火的特点，西洋参与大黄配合，排补结合。青阳参性温，味甘微苦，是云南特有的彝族民间用药，具有益肾强筋、健脾和胃、解毒杀虫之功，既可助西洋参以扶助正气，又可助大黄以排毒。小红参是云南特有的彝族民间用药，具有补血活血，祛风除湿，通经络、行气血、祛痰生津之功，辅助大黄以通达表里内外，打通全身排毒管道。白术补脾益气，润肠通便；肉苁蓉具有补肾阳、益精血、润肠通便、延年益寿之功。方中用此二味，一补后天之本——脾；二补先天之本——肾。荷叶以升发脾胃清阳之气，与大黄配伍以达升清降浊、调理气机之功，使气机升降正常，毒素得以外排，精微得以布散全身。排毒已经成为现代人美容、保健、养生的一种方法，"通""解""调""补"构成了排毒养颜胶囊产品处方的完整性。

【适应人群】用于气虚血瘀，热毒内盛所致便秘、痤疮、颜面色斑者。

【参考】此方是近代应用较广的排毒养颜方剂，主要功效在于通导大便，泻下排毒，同时具有扶正、活血的作用。凡痤疮、颜面各种色斑，因便秘而成者，均可选用此方，药店有售。

第十四章　塑　形　剂

塑形剂是指由具有健脾祛湿、化痰消脂、温肾补虚等作用的中药或食品组成，以消减肥胖为主的一类方剂。主要适用于脾胃不健、气化不行、痰湿壅盛、湿热阻滞等引起的肥胖症。

中医对肥胖的认识在古医书籍中早有记载，称肥胖者为"肉人""肥人"。认为发生原因与"湿、痰、虚"有关，故肥人多湿、多痰、多气虚。其治法有辨证施治、单方、验方、气功、针灸、药膳等，这些方法对肥胖的治疗各有一定的效果。塑形剂是众多方法中标本兼治的一种方法。

中医看病提倡望、闻、问、切，随之辨证论治，肥胖的治疗亦不例外。中医认为肥胖的起因，不外四大方面：①与先天禀赋有关，如陈修园说"大抵素禀之盛"，即现代医学所述的遗传因素；②嗜食膏粱厚味，饮食超量，营养成分供过于求，即《黄帝内经》所述"肥贵人，膏粱之疾也"；③嗜卧少动，使体能消耗明显降低，致营养过剩，使脂肪充于肌肤而致肥胖；④脏腑功能失调，肝郁气滞、脾虚失运、肾虚气化失职，内伤久病，痰浊内生，或外受湿邪，使痰湿蓄积体内而肥胖。根据病因确定治法，减肥大法当以健脾益气、化痰祛湿、疏肝行气、活血化瘀、补益肾气、润肠通便为主，辅以行气消食、降脂消痰、疏理三焦等法，从而调理整个机体功能，加速体内多余的脂肪分解，达到减肥消胖之目的。

常用的塑形药物有荷叶、山楂、决明子、乌龙茶、莱菔子、泽泻、薏苡仁等。代表方如减肥汤、健美一号茶、荷术汤、温阳化脂减肥方、王氏减肥经验方等。

减　肥　汤
（经验方）

【组成】何首乌 20 g，淫羊藿 30 g，黄芪 30 g，白术 15 g，泽泻 20 g，生山楂 30 g，莱菔子 30 g，花生壳 30 g，防己 15 g。

【用法】水煎服，每日一剂，于饭前喝一碗汤，喝完后再吃饭，可减少饭量，连服 2 个月以上。

【功效】益气健脾、温肾助阳、利水消肿、去脂减肥。

【方解】本方生用何首乌润肠通便。淫羊藿性温，味辛甘，有补肾壮阳、祛风除湿的功效。黄芪、白术益气健脾。配泽泻、防己，有温阳化脂、健脾利水、消肿之功。花生壳降血压、降血脂，与生山楂、莱菔子同用可消食除胀，降脂美容。诸药合用，共同温阳化水，消脂减肥。

【适应人群】适用于各种类型的肥胖症。

【参考】这款中药减肥药方适用于各种类型的肥胖症患者。除了减肥瘦身、利水利尿功效之外，它还可以活血调经、健脾益气，对调理身体功能也是很有好处的。

【附方】山楂菊花饮（《上海中医药杂志》）：山楂、金银花、菊花各 10 g。水煎代茶饮。主治肥胖症。

健美一号茶
《新中医》

【组成】何首乌、夏枯草、山楂、泽泻、石决明、莱菔子、茶叶各 10 g。

【用法】共为细末,分 7 份,每日 1 份,开水 150 mL 浸泡 15 min,首次饭前 30 min 服,以后当茶饮。

【功效】滋阴潜阳,平肝熄风,理气化湿。

【方解】何首乌养血滋阴,润肠通便,祛风解毒,主治血虚头昏目眩,心悸失眠,肝肾阴虚之腰膝酸软,须发早白,肠燥便秘。莱菔子消食除胀,降气化痰,用于治疗饮食停滞、脘腹胀痛、大便秘结、积滞泻痢、痰壅喘咳。山楂健脾开胃,消食化积,主治肉食积滞。夏枯草清肝、散结、利尿。泽泻利水渗湿泻热,治小便不利,水肿满胀。石决明能平肝潜阳,清肝明目。诸药合用,平肝降火,消积除脂。

【适应人群】单纯性肥胖症属肝肾阴虚,肝阳上亢,性情急躁的肥胖。

【参考】莱菔子一般煎服,6～10 g,冲服尽量不要超过此剂量,但不可久服。因为莱菔子辛散耗气,所以气虚、无食积、无痰滞者慎用。山楂一次不宜食用过多,脾胃虚弱者慎食。山楂含有大量果酸,有收敛和刺激胃黏膜的作用,老人脾胃功能薄弱,吃山楂多了会耗伤胃气,降低消化能力,引起消化不良从而消瘦。

健美减肥茶
《贵州茶叶》

【组成】北山楂 0.9 g,麦芽 0.35 g,陈皮 0.35 g,泽泻 0.25 g,神曲 0.35 g,炒黑丑 0.3 g,炒白丑 0.3 g,赤小豆 0.4 g,茯苓 0.4 g,莱菔子 0.2 g,夏枯草 0.8 g,决明子 0.3 g,藿香 0.4 g,乌龙茶 5 g。

【用法】上为细末,日 1～2 剂,开水 150 mL 浸泡 15 min,当茶频频饮之。

【功效】利尿生津,消食去腻,降脂减肥。

【方解】本方重用乌龙茶,具有提神益思,消除疲劳、生津利尿、解热防暑功效。北山楂消食健胃,行气散瘀。麦芽行气消食,健脾开胃,消胀,用于食积不消,脘腹胀痛,脾不健运食少。陈皮健脾和胃,行气宽中,降逆化痰,主治脾胃气滞,脘腹胀满,恶心呕吐,食欲不振,咳嗽痰多,胸膈满闷。此三者皆有助消化的功效。神曲消食和胃,消食调中。莱菔子消食除胀。消食药配以泽泻、二丑、夏枯草消肿利尿,泽泻利水兼渗湿泻热,治小便不利,水肿满胀。诸药配伍,利尿消肿,行气消食,兼健脾胃,祛脂不伤正。

【适应人群】饮食积滞,水湿内停的肥胖症。

【参考】乌龙茶主要成分是茶多酚、咖啡碱、脂多糖。其药理作用突出表现在分解脂肪、减肥健美等方面。乌龙茶为中国特有的茶类,主要产于福建的闽北、闽南及广东、台湾等地。其在养生保健方面能延缓衰老,抑制心血管疾病,防癌抗癌,有助于预防和治疗辐射伤害,抗菌杀毒,美容护肤。茶多酚是水溶性物质,用它洗脸能清除面部的油腻,收敛毛孔,具有消毒、灭菌、抗皮肤老化,减少日光中的紫外线辐射对皮肤的损伤等功效。

【附方】赤豆鲤鱼减肥方:鲤鱼一尾(1000 g 以上),赤小豆 100 g,陈皮、花椒、草果各 7.5 g。将鲤鱼除去内脏,洗净。将赤小豆、陈皮、花椒、草果洗净,塞入鱼腹,再将鱼放入砂锅,另加葱、姜、胡椒、食盐,灌入鸡汤,上笼蒸 1.5 h 左右,鱼熟后即可出笼,再撒上葱花,即成。通过行气健胃、醒脾化湿、利水消肿达到减肥目的。

荷 术 汤
《实用中医美容》

【组成】荷叶、苍术、白术、黄柏、虎杖、夏枯草、牛膝、车前子、黄芪、桂枝、木瓜各 10 g,茯苓、泽泻、山楂、薏苡仁各 15 g,甘草 6 g。

【用法】水煎,分两次,每日 1 剂。

【功效】清热消脂,健脾利湿,降脂调压。

【方解】本中药减肥处方清热化湿,行气化痰,对于湿痰内盛兼有热象的肥胖患者效果好。荷叶味苦涩,性平。古有荷叶灰服用后令人消瘦之说法,临床观察发现荷叶在减肥中作用显著。苍术、白术健脾燥湿,且白术补脾胃,助运化利尿,祛痰湿,善补后天之本,是常用健脾补气之要药。茯苓、薏苡仁、泽泻、车前子利水渗湿,前两者兼有健脾之功,泽泻、车前子有清热之效。肥胖者因痰湿日久,多郁而化火,导致湿热流连,迁延不愈,故利湿同时应当配以清热之品,黄柏清热燥湿,长于清泻下焦湿热,虎杖苦寒,有清热利湿通便之功;夏枯草辛以散结,清肝泻火。黄芪补气利水,桂枝助阳化气行水,牛膝引热下行,三药共用,使水湿瘀浊从小便排出。此外,山楂消食化积,行气化瘀;木瓜化中焦之湿且醒脾,二者合用可使脾胃功能正常。

【适应人群】主治高脂血症、高血压型肥胖症。

【参考】荷术汤主要有利水消肿、消食导滞的作用,能够降血脂、降血压。临床多用于减肥。荷术汤主要有导泻作用,肠胃功能不好、气血虚弱者慎服。

王氏减肥经验方
(王琦经验方)

【组成】杏仁 12 g,防己 15 g,泽泻 20 g,白芥子 10 g,冬瓜皮 20 g,荷叶 20 g,人参 6 g,苍术 10 g,黄芪 20 g,陈皮 10 g,生蒲黄 15 g,川楝子 12 g,豆蔻 6 g。

【用法】水煎,每日 1 剂,早晚分服。可做散剂连服 3 个月。

【功效】益气健脾,利水消脂。

【方解】本方能益气健脾,祛湿化痰,针对单纯性肥胖,痰湿体质兼有气虚之人。杏仁能止咳平喘,润肠通便。黄芪补气升阳、利水消肿、固表止汗。人参能大补元气、补脾益肺。人参补气侧重于补脏腑气,黄芪则侧重补益卫表之气。两药相配益气健脾。陈皮辛散温通,长于理气,入脾、肺。苍术辛、苦、温,燥湿健脾,适用于湿阻脾胃,脘腹胀满。陈皮配伍苍术燥湿化痰。川楝子行气止痛,燥湿清热。豆蔻行气化湿,适用于脾胃湿阻证,湿祛则脾健。再配防己苦寒,泽泻利水消肿、渗湿消脂。诸药相合益气,燥湿健脾,脾健则水肿自消。

【适应人群】单纯性肥胖症,属脾虚痰湿体质,兼气虚之人。

【参考】脾是肥胖的开关,肥胖的关键。脾的功能正常,一切水湿无处停留,如西医所言,代谢加快,体内垃圾及时排出,体健身轻。

朱氏减肥方
(经验方)

【组成】焦山楂、荷叶、泽泻、薏苡仁、茯苓、黄芪、昆布、橘红、莱菔子、甘草。

【用法】上方 10 剂,研成粗末,每日用药末 50~100 g 微煎,频频饮之。也可将药末置于热水瓶内,头夜灌进沸水浸泡,次日当饮料。

【功效】疏肝利胆,化痰祛瘀,消滞减脂。

【方解】山楂酸甘,入脾、胃、肝经,消食化积,行气散瘀,多用于消肉食,健脾胃,用于脾胃积滞、气滞血瘀的肥胖,荷叶清暑利湿,升发阳气,祛瘀止血,适用于单纯性肥胖症,通过降脂利湿,升发阳气的作用达到减肥的目的。泽泻利水渗湿作用较强,配合荷叶、薏苡仁用于高血脂、高血压、肥胖。茯苓既能健脾又能渗湿,黄芪补气升阳、利水消肿、固表止汗,适用于气虚引起的体倦乏力、气短、盗汗、水肿等。昆布性寒味咸,具有软坚散结,消痰利水功效,与薏苡仁、泽泻同用,能够利水渗湿、化痰祛瘀。橘红辛、苦、温,燥湿,利气,消痰,适用于肝气郁结,气滞血瘀,痰凝,脏腑阻滞不通。诸药相合,疏肝利胆,用于肝胆疏泄失常,痰浊(兼瘀血)壅滞导致的肥胖症。

【适应人群】肝胆疏泄失常,痰浊(兼瘀血)壅滞导致的肥胖症者。

【参考】嗜睡症状突出者加适量茉莉花茶于药中。月经少、白带多者加红花、莪术。老年肥胖者加制首乌、桑寄生。

祛湿减肥方
(经验方)

【组成】黄芪、防己、白术、川芎、制首乌各 15 g,泽泻、生山楂、丹参、茵陈、水牛角各 30 g,生大黄 9 g。

【用法】将药材打碎后水煎服,每次口服 50 mL,每日 2 次,或频饮适量。

【功效】养肝健脾,祛湿减肥。

【方解】本方主治风水或者风湿之邪伤于肌表,水湿郁于腠理。风性开泄,表虚不固,营阴外泄;湿性重浊,体重,微有浮肿。方中防己祛风行水,黄芪益气固表,兼可利水,两者相合祛风湿不伤正。白术补气健脾祛湿,助防己行水,又助黄芪益气固表,补益脾气,健脾利水实肌腠。川芎活血行气;制首乌滋肾填精,润肠通便;生山楂,消食化积,行气散瘀。川芎、生山楂相合用于脾胃积滞,气滞血瘀之肥胖;山楂与丹参、大黄活血散瘀;泽泻利水渗湿。水牛角镇静、清热、凉血。茵陈配伍大黄增强利胆作用,促进脂肪代谢,防己、泽泻清利水道以祛湿消浮肿。

【适应人群】单纯性肥胖症,脾肾两虚,痰湿停聚,瘀阻经脉所导致者。见体胖诸症或月经不调,舌红,苔薄白或白腻,脉细弱。肾虚滑精者忌用。

【参考】本方可酌加肉桂或桂枝、牡丹皮各 10 g,增强温阳利水之效。黄芪、防己调节水、电解质代谢,使体重减轻,血脂降低,糖耐量恢复正常,使肥胖症患者紊乱的代谢、能量代谢和水、盐代谢趋向平衡。本方有效率达 96%。本方对男女均有效,可根据具体情况加减。现为减肥常用药,通过利湿、清热、降血脂、降血压、排毒等途径减肥。

温阳化脂减肥方
(经验方)

【组成】何首乌、泽泻各 20 g,淫羊藿、黄芪、生山楂、莱菔子、花生壳各 30 g,白术、防己各 15 g。

【用法】用水煎服,每日 1 剂,于饭前喝 1 碗药汤,然后再吃饭,可减少饭量,连用 2 个月以上。

【功效】温阳化脂,健脾益气,利水减肥。

【方解】何首乌养血滋阴,润肠通便。主治血虚、头昏目眩,心悸失眠,肝肾阴虚之腰膝酸软,肠燥便秘。泽泻利水渗湿作用较强。淫羊藿性温,味辛、甘,有补肾壮阳、祛风除湿的功效。黄芪、白术益气健脾。配防己温阳化脂,健脾利水,消肿。花生壳降血压、降血脂,与生山楂、莱菔子同用,消食除胀,降脂美容。诸药合用,共同温阳化水,消脂减肥。

【适应人群】各类肥胖症患者。

【参考】这款中药减肥药方适用于各种类型的肥胖症患者,被称为肥胖的终结者。除了减肥瘦身、利水利尿的功效之外,它还可以活血调经、健脾益气,对调理身体功能也是很有好处的。

荷叶减肥茶
（经验方）

【组成】荷叶 3 g,决明子 6 g,制大黄 3 g,何首乌 3 g,扁豆 3 g,代代花 3 g。

【用法】开水冲泡代茶饮。

【功效】畅中润肠,减肥降脂。

【方解】荷叶清暑利湿,升发阳气,祛瘀止血。用于单纯性肥胖,通过降脂利湿、升发阳气,达到减肥的目的。大黄泻下,通便作用力较强,何首乌、决明子润肠通便,比较适用于热性体质,大便秘结不通,伴有口臭,小便黄,舌红苔黄。扁豆健脾和中,消暑化湿,治暑湿吐泻,脾虚呕逆,食少久泄,水停消渴。代代花行气宽中,消食化痰,疏肝理气,用于胸闷胀痛,食积不化。诸药相配,能润肠道,降脂减肥。

【适应人群】肥胖伴有便秘的人群。

【参考】荷叶减肥茶早上空腹服用较好。

【附方】中药减肥茶方:山楂、菊花、决明子、茵陈、金樱子、荷叶、茶叶各等分。泡水当茶饮,适用于高脂血症及肥胖症患者。

平 陈 汤
（经验方）

【组成】槟榔 75 g,厚朴 15 g,酒大黄 7.5 g,青皮 15 g,苍术 15 g,半夏 15 g,云苓 15 g,白芥子 10 g,焦山楂 15 g。

【用法】水煎服,日服 1 剂,早晚各一次,服一个月为一个疗程。

【功效】健脾利湿,消脂减肥。

【方解】本方证为脾虚湿盛,痰饮凝滞,气机不利之证。槟榔消积、行气、利水,与大黄同用善行肠胃之气,消积导滞。厚朴温中,下气,芳香温燥中焦之湿,又能行脾胃之气,消痰治胸腹痞满胀痛痰饮。青皮味苦、辛,性温,疏肝破气,消积化滞,主治肝气郁滞,胸胁闷胀,乳房胀痛,用于食积腹胀,脘闷嗳气,疏肝解郁健脾。苍术、半夏健脾燥湿。云苓归心、脾、肾经,利水消肿、渗湿止泻、健脾宁心。白芥子温肺豁痰利气。焦山楂活血散瘀,消积开胃。诸药相合健脾开郁理气,燥湿消脂减肥。

【适应人群】脾虚湿盛型肥胖症患者。

【参考】本方重在健脾燥湿。湿为百病之长,湿邪存在于人体的不同部位,可以有不同表现。在体表,可以出现周身沉困、四肢酸懒沉重、皮肤湿疹等;进一步侵入关节,则关节酸痛、沉重、活动不利,痛处固定;侵犯头部,可出现头重如裹;停滞于胸腹部,表现为胸闷胃胀、小便短涩、大便不爽;湿性往下走,可出现下肢水肿、小便混浊、白带增多、腹泻等症状。典型的湿证都有舌苔厚腻,偏热的是黄腻苔,偏寒的是白腻苔。由于湿邪的本质是过缓,整个人体的运行节奏都变得迟缓,一些重浊会在人体很多部位沉积下来,最显而易见的就是肥胖,大腹便便的人可以说都是湿浊沉积造成的。肥胖的危害大家都很熟悉,可以进一步导致"三高",糖尿病、心脑血管疾病都接踵而至。可见,祛除湿邪是非常必要的。

王渭川减肥经验方
《肥胖病中医治疗》

【组成】熟附子 12 g(先煎 2 h),肉苁蓉 12 g,桑寄生 15 g,菟丝子 15 g,炒蒲黄 9 g,泽兰 12 g,生黄芪 60 g,自然铜(醋淬研末)3 g,党参 60 g,䗪虫 6 g,川芎 6 g,山楂 3 g,半夏 3 g。

【用法】一周 6 剂,每日 1 剂,水煎,分 2 次服,连服 2 周。

【功效】补益脾肾,温阳化湿,消脂。

【方解】本方证为脾肾阳虚型肥胖。熟附子味辛、甘,大热,主入心、肾、脾经,能回阳救逆,补火助阳,散寒止痛。黄芪为补气要药,补气固表利水,养血生肌托毒。生黄芪多用于固表、托疮、利水等。党参是常用的补气药,补中益气,和胃养血,最宜用于平素倦怠乏力、精神不振、自觉气短、稍一活动就喘促的气虚患者。

党参和黄芪合用益气养血、补气温阳,助熟附子回阳。桑寄生补肝肾、强筋骨,助肉苁蓉补肾益精、润燥滑肠。菟丝子补肾固精、养肝明目,用于脾肾两虚。炒蒲黄止血,泽兰活血通经。自然铜可行气、行血。入肝经,肝主疏泄,调畅气机,肝藏血,气血不和,则停滞凝聚,血瘀气滞,经脉受阻,不通则痛。自然铜可行气血而散瘀结。䗪虫活血破瘀,通经消症瘕。川芎行气活血。半夏消痞散结。山楂活血散瘀。诸药相合补益脾肾,温阳化湿,消脂。

【适应人群】脾肾阳虚型肥胖症患者。

【参考】附子中亦含乌头碱,虽其含量较乌头低,但因服用不当而引起中毒者却屡见不鲜。其原因除与剂量过大、煎煮时间过短及机体对药物的敏感性等有关外,与药物品种及服法等也有密切关系。曾有 1 例用云南腾冲所产附子 3 钱煎后连渣服下,即引起严重中毒,中毒表现与乌头基本相同,如口唇、肢体发麻,恶心,呕吐,心慌,气促,烦躁不安。因此,本方附子的用量用法非常重要。

陈瑞英减肥经验方
《肥胖病中医治疗》

【组成】山楂、泽泻、莱菔子、麦芽、六神曲、夏枯草、陈皮、炒二丑、决明子、白茯苓、赤小豆、藿香、茶叶各 7 g。

【用法】每日 1 剂,水煎,分 2 次服。

【功效】消积利湿,消脂减肥。

【方解】山楂消食健胃,行气散瘀,擅于消肉食积。麦芽行气消食,健脾开胃消胀,用于米

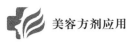

面食积不消,脘腹胀痛。六神曲消食和胃,消食调中,治饮食停滞,胸痞腹胀,呕吐泻痢。莱菔子消食除胀。消食药配以泽泻、二丑、夏枯草消肿利尿,泽泻利水兼渗湿泻热,治小便不利,水肿满胀。陈皮可升可降,具有理气和中、燥湿化痰的功效,主治脾胃不和,脘腹胀痛。决明子清肝明目,润肠通便。白茯苓健脾渗湿。赤小豆利水消肿,解毒,利湿退黄,用于水肿,小便不利。藿香化湿解暑,为芳香化湿要药。茶叶,清利头目,下气消食。诸药相配消积利湿,消脂。

【适应人群】食滞痰湿型肥胖症患者。

【参考】痰湿型肥胖的特点:体形肥胖,腹部肥满松软;头昏脑涨,昏昏欲睡为湿浊内蕴,蒙蔽头面清窍;肢体困重,动辄更甚,水湿停聚,故肢体困重,气机运行不畅,动辄耗气;大便不爽,湿浊停聚于胃腑肠道,重浊黏滞,阻碍肠之气机。常见面部皮肤油脂较多,多汗且黏,胸闷,痰多,口黏腻或甜,喜食肥甘甜黏之食,苔腻,脉滑。因饮食水分过多,或因饮酒、乳酪、生冷饮料,而使体内津液聚停而形成内湿、肥胖。

无比山药丸
《太平惠民和剂局方》

【组成】山药 60 g,肉苁蓉 120 g,五味子 180 g,菟丝子 90 g,杜仲 90 g,牛膝 30 g,泽泻 30 g,干地黄 30 g,山茱萸 30 g,茯神(一作茯苓)30 g,巴戟天 30 g,赤石脂 30 g。

【用法】上药为末,炼蜜为丸。每次服 6～9 g,日服 2～3 次,温开水送服。

【功效】温阳益精,补肾减肥。

【方解】山药益肾健脾,配以地黄、山茱萸、五味子培补真阴,肉苁蓉、菟丝子、杜仲、巴戟天温补肾阳,更以赤石脂涩精止遗;泽泻、茯苓泄肾浊,利水湿。阴阳并补、补中有运、补而不滞为其配伍特点。

【适应人群】适用于肾气虚惫,头晕目眩,耳鸣腰酸,四肢不温,遗精盗汗,尿频遗尿,带下清冷舌质淡,脉虚软型肥胖。

【参考】现代临床常用于治疗年老、病后体弱之证;亦有用于治疗血尿者。血尿者在本方基础上加阿胶、仙鹤草、小蓟、旱莲草、三七等治疗。对尿血属脾肾不固,症见久病尿血、尿色淡红、体倦食少、头晕目眩、耳鸣心悸、腰膝酸软者,有一定疗效。

陈皮荷叶减肥茶
（经验方）

【组成】陈皮 500 g,鲜荷叶 100 张,生薏苡仁 1000 g,生山楂 1000 g。

【用法】将夏季采集的鲜荷叶洗净,切丝,晾干。将陈皮、山楂、薏苡仁三者研为细末,与荷叶混匀分成 100 袋,每日装一袋,开水冲泡代茶饮,连续 100 天。

内煎:煎汤 3～9 g,鲜者 15～30 g,或入丸、散剂。

【功效】消积利湿,消脂。

【方解】生山楂和荷叶为方中主药,降脂减肥。荷叶清暑利湿,升发阳气,降脂,其味清香滑润,配合薏苡仁,可减肥同时润泽肌肤。生山楂味酸甘性微温,归脾、胃、肝经,有消食化积,活血散瘀的功效,常用于治疗食滞不化,肉积不消,脘腹胀满。生薏苡仁偏寒凉,利水渗湿,可以健脾祛湿、清热排脓、除痹止痛,对小便不利、水肿、脚气和风湿疼痛等效果显著。使皮肤光滑,减少皱纹,有消除色素斑点的功效,对面部粉刺及皮肤粗糙有明显的疗效。利湿以助降脂减肥。陈皮理气降逆、调中开胃、燥湿化痰,用于湿阻中焦,脘腹胀满,消化不良。诸药相合利水消积减肥,同时减少皮肤皱纹,美白肌肤。

【适应人群】食滞痰湿型肥胖症患者。

【参考】此方有理脾调胃和减肥的功效。中国自古以来就把荷叶奉为瘦身的良药,因为荷花的根(藕)和叶有单纯利尿、通便的作用。荷叶为多年水生草本植物莲的叶片,其化学成分主要有荷叶碱、柠檬酸、苹果酸、葡萄糖酸、草酸、琥珀酸及其他抗有丝分裂作用的碱性成分。山楂有清脂和加速排解体内废物的功能,《本草从新》称其"升散消耗,虚者禁之",《随息居饮食谱》曰:"凡上焦邪盛,治宜清降者,切不可用。"

【附方】荷叶粥:新鲜荷叶一张,粳米 60 g,冰糖适量。荷叶煎汤煮粳米成粥,加入冰糖,早晚食用。清暑利湿,升发清阳,降血压,降血脂。适用于高血压、高血脂、肥胖症,及夏天暑热导致的头昏脑涨、胸闷烦渴、小便短赤等。

胖大夫荷香茶
(经验方)

【组成】绿茶、荷叶、鲜白茅根、鲜芦根、茯苓、菊花、山楂、决明子、陈皮、甘草、蒲公英、刀豆、麻子仁、白果、昆布等分。

【用法】每日 1～2 次,每次 3 g,开水冲泡。3～10 min 趁热饮用,可反复冲泡直至色淡为止。

【功效】清热生津,通便减肥,健脾利水。

【方解】方中绿茶、荷叶清热解暑,消食化痰。鲜白茅根,鲜芦根清热生津。茯苓利水渗湿,健脾。山楂消食健胃,化脂降浊。麻子仁润肠通便。决明子、菊花、蒲公英清热解毒,明目。诸药组合能清热生津,通便,健脾利水,减肥。

【适应人群】肠腹肥胖,有热,便秘的肥胖人群。

【参考】荷叶单服,可消浮肿之气,在美容方面,配合健脾利湿药,长期饮用可以起到减肥、美肤的作用。

第十五章　养生调心剂

凡以滋阴补血、镇心安神药物或食品组成,具有镇静补血、安神调心作用的方剂,统称养生调心剂。

心主血脉。心气可以推动血液在脉中运行,流注全身,发挥营养和滋润作用。脾胃化生的水谷精气,经心阳化赤,变生血液,滋养全身。面部皮肤较薄,血管丰富。只有在心气、心血两种物质均充沛的情况下,心藏神的功能才能正常发挥,其华在面才能充分展现,面部才能红润、光泽、皱纹少、有弹性。

美容与心脏关系非常密切,心的气血不足,则面色淡白无华、心慌心悸,心阴虚则失眠多梦、健忘、眼圈发黑、鱼尾纹增多,因此调养心脏是美容养生的重要内容。

常用的养生调心药有酸枣仁、柏子仁、远志、朱砂、珍珠、麦冬等,果蔬类有龙眼肉、红枣、紫菜、莲子、百合等,代表方如天王补心丹、酸枣仁汤、龙眼莲子粥等。

天王补心丹
《摄生秘剖》

【组成】人参(去芦)、茯苓、玄参、丹参、桔梗、远志各 15 g,当归、五味子、麦冬、天冬、柏子仁、酸枣仁各 30 g,生地 120 g。

【用法】上药共为细末,炼蜜为小丸,用朱砂水飞 9～15 g 为衣,每次服 6～9 g,温开水送下,或竹叶煎汤送服。

【功效】滋阴清热安神,养血美肤荣面。

【方解】本方重用甘寒之生地,入心能养血,入肾能滋阴,故能滋阴养血;天冬、麦冬滋阴清热,酸枣仁、柏子仁养心安神,当归补血润燥,配合生地补养心血,玄参滋阴降火;茯苓、远志养心安神;人参补气生血,安神益智;五味子敛心气、安心神,丹参清心活血,朱砂镇心安神;桔梗载药上行以使药力缓留于上部心经。诸药合用能滋阴清热、补心安神,心神安、睡眠佳则可养血美肤荣面。

【适应人群】本方补养心血、心阴及肾阴,清热安神,适用于失眠、心悸、心烦引起的精神不佳,眼眶发黑及复发性口疮等属于心肾阴虚血少者。

【参考】天王补心丹是古今养心安神的名方,偏重于心、肾阴虚失眠者,凡失眠日久手心发热出汗,面容憔悴,眼眶发黑均可服用,是调养心肾、美荣颜面的良方。

柏子养心丸
《体仁汇编》

【组成】柏子仁 120 g,枸杞 90 g,麦冬、当归、石菖蒲、茯神各 30 g,玄参、熟地各 60 g,甘草

15 g。

【用法】上药共研为细末,炼蜜为小丸,如梧桐子大,每次服四五十丸。

【功效】养心安神,滋阴补肾。

【方解】本方以柏子仁、茯神、麦冬补心气、养心阴而安神;石菖蒲开窍安神;枸杞、玄参、熟地滋补肾阴;甘草调和诸药。诸药合用,共奏养心安神、滋阴补肾作用。

【适应人群】本方适用于精神恍惚,怔忡惊悸,夜寐多梦,健忘盗汗者。

【参考】柏子养心丸是和天王补心丹齐名的古代养心安神名方,但是此方补心气、养心神、滋肾阴,补而不燥,久服不上火。各药店有成药可买。

【附方】宁心酒:龙眼肉 500 g,桂花 120 g,白糖 240 g,浸入白酒 5 kg 内,封固经年,愈久愈佳。每日饮 15~20 mL,每日 2 次。功效:安神定志,宁心悦颜。主治神经衰弱、面色憔悴、失眠、记忆力减退及心悸。

酸 枣 仁 汤
《金匮要略》

【组成】酸枣仁 15 g,甘草 3 g,知母、茯苓、川芎各 6 g。

【用法】水煎服,分 3 次温服。

【功效】养血安神,清热除烦。

【方解】本方重用酸枣仁养血补肝,宁心安神;茯苓宁心安神;知母苦寒质润,滋阴润燥,清热除烦;川芎理血疏肝;甘草和中缓急,调和诸药。全方共奏养血安神、清热除烦之效。

【适应人群】本方适用于失眠、心悸属于心肝血虚,虚热内扰者。

【参考】酸枣仁汤病位在心与肝,以肝阴虚烦躁失眠为主,多用于久病,心肝血虚,阴亏有热的失眠者。

延龄益寿丹
《慈禧光绪医方选议》

【组成】茯神 15 g,炒柏子仁 12 g,丹参 12 g,杭白芍 12 g,牡丹皮 12 g,全当归 15 g,陈皮 12 g,炒白术 12 g,炒酸枣仁 12 g,远志 9 g,党参 12 g,炙黄芪 9 g,茯苓 15 g,炙香附 12 g,木香 9 g,砂仁 9 g,龙眼肉 9 g,石菖蒲 9 g,炙甘草 6 g。

【用法】共研极细末,炼蜜为丸,如绿豆大,朱砂为衣。每服 9 g,温开水送下。

【功效】养心安神,补血滋阴,调肝理脾。

【方解】本方中党参、炙黄芪、炒白术、茯苓、炙甘草健脾益气;柏子仁、茯神、炒酸枣仁、远志、石菖蒲、龙眼肉濡润养心、补心安神;炙香附、木香、砂仁、陈皮理气和中;当归、白芍补养阴血;丹参、牡丹皮活血凉血,清热疏肝。诸药合用,共奏养心安神、补血滋阴、调肝理脾之效。

【适应人群】本方适用于食少体倦,大便不调,健忘怔忡,惊悸少寐,脾虚不能统血,妇女月经不调与带下患者。

【参考】此方系皇室秘方,用药全面,作用平和,久服不伤正气,作为一个养生调心的方剂,可作丸药久服。

朱砂安神丸
《医学发明》

【组成】朱砂（水飞为衣）15 g，黄连（去须，酒洗）18 g，炙甘草 16.5 g，生地 4.5 g，当归7.5 g。

【用法】上药研末，炼蜜为丸，每次 6～9 g，临睡前温开水送服；亦可作汤剂，用量按原方比例酌减，朱砂研细末水飞，以汤药送服。

【功效】镇心安神，清热养血。

【方解】本方朱砂重镇安神兼清心火，黄连清心泻火、除烦热，生地滋阴清热，当归温润，补心血，炙甘草调和诸药。全方共奏镇心安神、清热养血之效。

【适应人群】本方适用于失眠、心悸、健忘属于心火亢盛，阴血不足，失眠多梦，心烦神乱，舌红脉细数者。

【参考】心火亢盛，阴血不足证，尤以年轻人多见，由于火扰心神，日久精神萎靡不振，眼眶发黑，可用此方，但方中朱砂有毒，不可久服。

龙眼莲子粥
《中国药膳大全》

【组成】龙眼肉、莲子肉各 15 g，红枣 5 g，糯米 50 g，白糖少许。

【用法】煮粥食用。

【功效】养心益智，开胃健脾。

【方解】龙眼肉、莲子肉补益心神，红枣、糯米健脾益气。故四物为粥，是补养心脾的食疗佳品。

【适应人群】本方适用于心悸、怔忡、失眠、健忘、少气、面黄肌瘦等症状的患者。

【参考】此方为养生调心食疗方，要坚持长期服用，方为有效。

四 补 丸 子
《抗衰与美容》

【组成】柏子仁（生绢袋盛）、何首乌（切作小片）、肉苁蓉（切作小片）、牛膝（细切、生绢袋盛）各 150 g。

【用法】上四味，用酒 3000 mL，春夏浸 17 日，秋冬浸 27 日，取牛膝、柏子仁先捣如泥，次将何首乌、肉苁蓉同杵得所，为丸如梧桐子大，每次服 20～30 丸。

【功效】益气血、补元脏、悦颜色。

【方解】此方用柏子仁养心安神，制何首乌补养心血，乌须发；牛膝、肉苁蓉补益肝肾。全方既补心，又调肝肾，阴阳双调，药性平和，久服不上火，具有较好的养心、抗衰与美容作用。

【适用人群】久病失养，心、肝、肾俱虚，容颜衰老，失眠多梦，腰酸腿困的人群。

【参考】此方用四味药，以补心安神为主，兼补肝肾，故名"四补丸子"。

茯 神 丸
《杨氏家藏方》

【组成】人参、茯神、黄芪、熟地、当归、酸枣仁、朱砂。

【用法】上药各等分,为细末,炼蜜为丸,如梧桐子大。每次服 30 丸,煎人参汤下。

【功效】滋阴补血,安神定志。

【方解】方中当归、熟地滋阴补血,人参配伍黄芪补气以生血,茯神、酸枣仁、朱砂定志安神,兼清心热。全方合用,共奏滋阴补血、益气养心、安神定志之效。

【适应人群】心虚血少、心气不足、神不守舍、多惊恍惚、睡卧不宁的人群。

【参考】此方名茯神丸者,以茯神为主药,宁神益智,加上人参补益心气之力甚强,再加当归、熟地补益津血,酸枣仁养肝安神,朱砂清心安神,方中药物皆围绕心脏失养致心神不安而设,故组方严谨,值得效法。

【附方】茯神汤:茯神(去木)、人参各 50 g,酸枣仁(炒,去皮,别研)250 g。上三味粗捣筛。每次服 3 钱匕,以水 1 盏,入生姜半分,拍碎,煎至 7 分,去滓,空腹温服,日二夜一。治虚劳烦躁不得眠。

甲乙归脏汤
《医醇賸义》

【组成】珍珠母 24 g,青龙齿 6 g,醋炒柴胡 3 g,薄荷 3 g,生地 18 g,当归身 6 g,酒炒白芍 4.5 g,丹参 6 g,柏子仁 6 g,合欢花 6 g,沉香 1.5 g,红枣 10 枚,夜交藤 12 g。

【用法】水煎服。

【功效】滋阴潜阳,重镇安神。

【方解】方中红枣补脾气而不使肝气乘之。珍珠母、青龙齿、沉香潜降肝胆(甲乙)之气(或上亢之阳),使邪火不上犯;醋炒柴胡、薄荷、合欢花和于其间,且可疏肝;生地、当归身、酒炒白芍补肝血滋肝阴,丹参、柏子仁和夜交藤清热调心安神。

【适用人群】身无他苦,饮食如常,惟彻夜不寐,间日轻重,如发疟然,起伏而又延久不愈,左关独弦数,余部平平者。

【参考】此方证之失眠、心神不安,是因为肝阴不足、肝阳偏亢扰乱心神,彻夜不眠,日久必面容憔悴、眼眶发黑,必使肝阳下潜,心阴、肝阴得养,方为治本之道,故名"甲乙归脏汤"。

琥珀安神丸
《活人心法》

【组成】琥珀、珍珠、生地、甘草各 3 g,当归、黄连各 9 g,朱砂 6 g。

【用法】上药为末,米糊为丸,如粟米大。每次服 30 丸,食后,麦冬汤下。治病后虚烦不眠。

【功效】镇心清热,养血安神。

【方解】本方琥珀、珍珠、朱砂镇静安神;生地、当归滋阴补血;黄连清心安神,甘草既可引心火从小便而出,又可调和诸药;米糊为丸,可以顾护脾胃。全方共奏镇心清热、养血安神之效。

【适用人群】用于心血不足、怔忡健忘、心悸失眠、虚烦不安的人群。

桂枝加龙骨牡蛎汤
《金匮要略》

【组成】桂枝 9 g，白芍 9 g，生姜 9 g，甘草 6 g，红枣 12 枚，龙骨 9 g，牡蛎 9 g。

【用法】上七味，以水 7 L，煮取 3 L，分 3 次，温服。

【功效】调和营卫，安神固精。

【方解】方中桂枝温经通阳，白芍收敛阴气，二药相伍，调和阴阳；甘草、生姜、红枣既益卫气，又养营阴；龙骨、牡蛎固肾摄精、镇心安神。诸药合用，共奏调和阴阳、安神固精之效。

【适用人群】男子失精，女子梦交，自汗盗汗，遗尿。少腹弦急，阴头寒，目眩，发落，脉极虚芤迟，为清谷亡血，脉得诸芤动微紧。心悸多梦，不耐寒热，舌淡苔薄，脉来无力者。

【参考】桂枝加龙骨牡蛎汤是《金匮要略》名方，重在调和阴阳，兼安神固精。古今男子遗精日久、夜不安卧、阴阳平衡失调，多用此方加减，有良效。

黄连温胆汤
《六因条辨》

【组成】川黄连 6 g，竹茹 12 g，枳实 6 g，半夏 6 g，橘红 6 g，甘草 3 g，生姜 6 g，茯苓 10 g。

【用法】水煎服。

【功效】清热除烦，理气化痰。

【方解】本方黄连清肝胆之火及心火，半夏燥湿祛痰，枳实苦泄以下气消痰，竹茹化痰涎而清郁热，橘红行气、化湿、祛痰，茯苓渗湿健脾以祛生痰之源，甘草、生姜益脾胃而调和诸药。诸药合用，共奏清热除烦、理气化痰之效。

【适用人群】本方适用于心火、肝火旺盛之心烦不眠，呕吐嘈杂，胸闷痰多，口苦微渴患者。

【参考】本方适用于火甚痰多、扰乱心神、噩梦连连。青年男女心与肝胆火邪旺盛，实证多用此方。

七 仙 丹
《丹溪心法》

【组成】何首乌 120 g，人参（去芦）60 g，生地 60 g（酒洗），熟地 60 g（酒洗），麦冬（去心）60 g，天冬（去皮、心）60 g，小茴香 60 g（炒黄色，秋冬用），白茯苓（去皮）60 g（春、夏用）。

【用法】上为细末，炼蜜为丸，如弹子大。每服 1 丸，嚼烂，空腹时用好黄酒或盐汤送下。

【功效】补心肾，驻容颜，黑须发。

【方解】此方药用七味，疗效显著，故名"七仙丹"。方用何首乌、生地、熟地补养肝肾津血，人参大补心气和元气，麦冬、天冬补养心阴，茯苓健脾宁心，小茴香温通行气，防止生地、熟地碍胃。诸药合用，大补心肝、调心安神。

【适用人群】心肾阴亏血虚，心悸失眠，腰痛耳鸣，虚弱骨蒸，口干咽燥，头发早白者。

【参考】七仙丹补心肾、驻容颜、黑须发，组方严谨，心肾两调，足可效法。

导 赤 散

《小儿药证直诀》

【组成】生地、木通、生甘草梢、竹叶各等分。

【用法】上药为末，每服 9 g，水一盏，煎至五分，食后温服。

【功效】清心除烦，利水养阴。

【方解】本方生地凉血滋阴以制心火；木通上清心经之火，下导小肠之热；竹叶清心除烦，导心火下行；生甘草梢清热解毒，可直达腹中而止淋痛，并能调和诸药。诸药合用，共奏清心除烦、利水养阴之效。

【适应人群】治疗心火亢盛导致的失眠、尿黄等。口腔炎、鹅口疮、小儿夜啼等心经有热者，急性泌尿系统感染属下焦湿热者，也可以此方加减。

【参考】本方养心阴、清心热、导热下行，药虽少，治法具备，很有效验。现代应用很广，主要适用于心火亢盛的失眠及心火下移的热淋。

第十六章　养生调肺剂

凡以补肺气、养肺阴、润肺燥的药物或食品组成,具有养肺润肤、荣颜泽面功效的方剂,统称为养生调肺剂。

六淫侵犯人体,一般有两条途径:一是皮肤毛窍,二是口鼻气道。而口鼻气道为肺脏的门户,皮肤毛窍也与肺脏密切相关,因此肺脏相当于人体的"篱笆墙",保护身体不受外邪侵袭。在中医基础理论中认为肺在五脏六腑中位置最高,又能宣发卫气于体表,以保护诸脏免受外邪侵袭。《灵枢·九针论》说:"肺者,五脏六腑之盖也。"肺主皮毛,宣发卫气,输送精微营养给皮毛。心主血,肺主气,气血的运行靠上焦心和肺的功能,而肺脏又为"娇脏",清虚娇嫩、易受邪侵,因此在日常生活中尤其要注重调养肺气。

肺主诸气,司呼吸,吸入的清气与脾运化的水谷精微结合,化为元气,维持生命。肺朝百脉,气推动血运行,有赖于肺。肺参与人体水液代谢,通调水道。肺开窍于鼻,主皮毛,凡皮肤、鼻、咽喉部位的症状,皆与肺有关。肺和心同为上焦,相互依存。肺主气,心主血,气离血死,血离气枯。肺与大肠相表里。

肺气足,则精力旺盛,皮肤光滑细腻,鼻子精巧,人不虚胖,不易感冒,嗅觉灵敏,人不忧愁。肺气虚,肺的宣发功能就会减弱,毛孔开合、代谢的过程就会失常,人就会肌肤干燥、颜色淡白、干涩脆弱。

肺主皮毛,外用护肤虽然简便易行,但是毕竟治标不治本。美肤荣颜当以内调为主,必要时内调外用并举。

养肺护肺要少吃或不吃有害肺脏健康的食物,而多吃有助于肺保健的食品。多吃新鲜蔬菜和水果。具体来说,对肺部有滋养作用的药食两用中药有下面这些:洋葱、大蒜、银耳、百合、梨、苹果、山楂、罗汉果。

中医本草中还记载了很多润肺养阴的食材,如梨、桃、杏仁、鹅肉等。这些都是我们日常生活中极易得到的,秋燥消耗津液的时候,应多食用这些养阴润肺之物,以保证皮肤水润、有光泽。

调理肺脏当以补肺、润肺、清肺为主。常用的调肺类中药有麦冬、百合、天冬、贝母、竹茹、胖大海、苏子、款冬花、紫菀等,代表方如桂枝汤、清肺生发汤、桑杏汤等。

桂　枝　汤
《伤寒论》

【组成】桂枝 9 g,芍药 9 g,炙甘草 6 g,生姜 9 g,红枣 3 g。

【用法】汤剂:水煎,分 2 次温服,服后即时喝热稀粥或喝少量热开水,冬季需盖被保温,以助药力,令取微汗。若服后汗出病瘥,不必尽剂;若不汗,照前法再服。病重者,可昼夜给药。禁食生冷、油腻、五辛、酒酪、臭恶等物。除汤剂外,还有桂枝汤冲剂、桂枝汤袋泡剂等制剂用于临床和研究。

【功效】解肌发表,调和营卫。

【方解】方中桂枝助卫阳,通经络,解肌发表而祛在表之风邪。芍药益阴敛营,敛固外泄之营阴。桂枝、芍药等量合用,一治卫强,一治营弱,散中有收,汗中寓补,使表邪得解,营卫调和。生姜辛温,既助桂枝辛散表邪,又兼和胃止呕;红枣甘平,意在益气补中,且可滋脾生津。姜枣相配,是为补脾和胃、调和营卫的常用组合。综观本方,药虽五味,结构严谨,发中有补,散中有收,邪正兼顾,阴阳并调,故而柯琴在《伤寒附翼》中赞桂枝汤"为仲景群方之冠,乃滋阴和阳,调和营卫,解肌发汗之总方也"。桂枝汤在美容疾病中的应用,主要依靠其调和营卫之功,如汗出、风疹、皮肤粗糙、红血丝、黄褐斑等症均可用此方加以调理。

【参考】(1) 若兼项背强和不舒,可加葛根增强解肌发表、生津舒筋之力;若素有喘咳,又感风寒而见桂枝汤证者,可加厚朴、杏仁下气平喘。

(2) 现代常用于治疗感冒、流行性感冒、原因不明的低热、荨麻疹、皮肤瘙痒症、冻疮、妊娠呕吐、产后或病后低热等病证属营卫不和者。

【附方】(1) 桂枝加芍药汤(《伤寒论》):去皮桂枝 9 g,芍药 18 g,炙甘草 6 g,红枣 3 g,生姜 9 g,水煎,分三次温服。功效:温脾和中,缓急止痛。主治:太阳病误下伤中,土虚木乘之腹痛。

(2) 桂枝加葛根汤(《伤寒论》):去皮桂枝 6 g,芍药 6 g,生姜 9 g,炙甘草 6 g,红枣 3 g,葛根 12 g。水煎温服,取微汗。功效:解肌舒筋。主治:风寒客于太阳经输,营卫不和证,症见项背强而汗出恶风者。

丰 胸 汤
《药膳食疗方 600 例》

【组成】羊肉 500 g,蜂蜜 100 mL,干地黄、当归身、续断各 50 g,怀牛膝 10 g,黄芪 5 g。

【用法】(1) 羊肉洗净切成片或丝。

(2) 将羊肉、干地黄、当归身、续断、怀牛膝、黄芪入砂锅,加水煲 2～3 h。

(3) 取浓汁,放入羊肉,汁中再入蜂蜜,熬成麦芽糖样,即可。

【功效】补益肺肾,丰胸润肤。

【方解】方中羊肉味甘而不腻,性温而不燥,具有补肾壮阳,温中祛寒,温补气血,开胃健脾之功效。干地黄、当归、续断、怀牛膝皆为补益肝肾、强壮筋骨、濡润皮肤之佳品;黄芪稍佐益气;蜂蜜补中缓急,润肺止咳。诸药组合,能补益肺肾,润养肌肤,丰胸健体。

【适用人群】素体虚劳羸瘦,胸部平坦,皮肤干燥、失润者。

【参考】此膳偏温补,秋冬季节服用比较好。另外,临床所见不少青年女性由于素体虚弱,饮食失调,不仅为胸部平坦而苦恼,而且皮肤干燥失荣,毛发枯、燥,此方组方深得食药两补之法,倘能如法炮制,坚持服用,日久必生良效。

清肺生发汤
(刘树农医案)

【组成】桑白皮 9 g,地骨皮 9 g,黄芩 9 g,麻子仁 9 g,柏子仁 9 g,制首乌 9 g,苍耳子 9 g,知母 9 g,生地 9 g,牡丹皮 9 g,白茅根 30 g,生甘草 15 g。

【用法】水煎服。每日 1 剂,每日服 3 次。

【功效】清肺润燥,治秃生发。

【方解】方中桑白皮与地骨皮同用,既可清虚热,又泄实热而凉血,还清泄肺热。黄芩善清上焦邪热,尤善清肺热。麻子仁、柏子仁、知母、生地合用又有滋阴润燥生津之功。诸药合用,共奏清肺润燥之功。

【适用人群】用于毛发干枯失养,发秃发落者。

【参考】古今不少男女由于肺肾虚弱、燥热伤身,常见皮肤干燥,毛发枯、燥,容易脱发,治疗多从补肺肾、清燥热、润肌肤着手,此方就是清肺润燥,润肤润发的良方。

桑 杏 汤
《温病条辨》

【组成】桑叶 3 g,杏仁 5 g,沙参 6 g,浙贝母 3 g,香豉 3 g,栀子皮 3 g,梨皮 3 g。

【用法】汤剂:水煎顿服,重者再服。

【功效】轻宣温燥,凉润止咳。

【方解】本方证系温燥外袭,肺津受灼之轻证。因秋感温燥之气,伤于肺卫,其病轻浅,故身热不甚;燥气伤肺,耗津灼液,肺失清肃,故口渴、咽干鼻燥、干咳无痰,或痰少而黏。本方证虽似风热表证,但因温燥为患,肺津已伤,治当外以清宣燥热,内以润肺止咳。方中桑叶清宣燥热,透邪外出;杏仁宣利肺气,润燥止咳。豆豉辛凉透散,助桑叶轻宣透热;浙贝母清化热痰,助杏仁止咳化痰;沙参养阴生津,润肺止咳。栀子皮质轻而入上焦,清肺热;梨皮清热润燥,止咳化痰。本方乃辛凉甘润之法,轻宣凉润之方,使燥热除而肺津复,则诸症自愈。

【适用人群】温燥外袭,燥热伤肺,口鼻干燥,咽喉干燥,皮肤干燥,唇干唇裂,干咳痰少的人群。

【参考】咽喉痛明显者,加牛蒡子、薄荷以清利咽喉;燥伤肺中血络,咳而见血者,加白茅根、白及以凉血止血。

百合养颜消斑汤
《本草纲目》

【组成】百合 100 g,白芷 20 g,香附 20 g,白芍 40 g,糯米 40 g。

【用法】将五味药材混合在一起,加 1000 mL 清水,将其煎煮至沸腾后取出 400 mL 药汁,再加入少量清水煮沸,再取出 400 mL 药汁。将两次的药汁混合均匀后加入蜂蜜,即可食用。

【功效】养颜消斑,祛风除湿。

【方解】本方重用百合,能养阴润肺,清心安神,以润肺养颜为主。白芷祛风散寒,燥湿止带。香附疏肝理气,调经止痛。白芍能养血调经,平肝柔肝,敛阴止汗。方中香附为疏肝解郁,行气止痛之要药,李时珍称之为"气病之总司,女科之主帅"。本方药物配伍以调肺、行气、养血、消斑为主。诸药合用,共奏养颜消斑、祛风除湿之功。但需久服方为有效。

【适应人群】对于黄褐斑患者有一定的治疗效果。

【参考】此方为养肺、调肺、祛斑的方剂,药性平淡,组方严谨,适宜于肺虚失养,黄褐斑较轻者。

【附方】莲子丰胸糕(《本草纲目》):莲子 100 g,粳米 100 g,白糖适量。用法:将莲子用温水浸泡后,去除莲子心,加水煮烂后捣成泥状。再取粳米 100 g,加水煮烂后与莲子泥搅拌均匀,待冷却后,切成块状,依个人口味撒上白糖,即可食用。功效:益肾涩精,丰胸美体。全方可益肾涩精,养心安神,生津止渴,益胃护正。

百合红枣汤
《本草纲目》

【组成】干百合 100 g,红枣 20 枚,冰糖 2 大匙。

【用法】将百合洗净,掰成小瓣;红枣洗净,去核备用。红枣放入锅中,加入适量的水浸泡约 30 min 后以大火煮开,再加入百合煮熟,最后加入冰糖煮匀即可。

【功效】滋阴润肺。

【方解】红枣健脾胃,益气血;百合润肺润肤。二者配伍,功在养阴润肺。冰糖益气养阴,合用久服具有平和的调肺之气阴,养胃之气血的作用。为食疗的可推荐的养生之方。

【适用人群】肺、胃气阴两虚,身体瘦弱,皮肤干燥,咽干咳嗽,动辄气喘,饮食减少者。

【参考】本方为一首调养肺胃的食疗方,药性甘甜,宜于久服。

黄芪虾仁丰胸汤
《本草纲目》

【组成】黄芪 30 g,当归 15 g,桔梗 6 g,枸杞 15 g,山药 30 g,虾仁 100 g。

【用法】将黄芪、当归、桔梗、枸杞和山药加入适量水中煎煮,待煮好后去渣取汁,再在药汁中加入虾仁 100 g,煮 15 min,待虾仁熟时即可食用。

【功效】益气养血,补脾、肺、肾,丰胸。

【方解】方中重用黄芪,味甘微温,入脾、肺经,补中益气,升阳固表。血为气之母,气虚时久,营血亏虚,故用当归养血和营。桔梗宣肺利咽,祛痰排脓。枸杞可补肝肾,益精血,明目润肺。山药益气养阴,补脾、肺、肾,涩精止带。方中重用药食两用的虾仁,意在补肾助阳。配合补气血、益精血的药物,坚持服用,日久即可变得丰满。

【适用人群】素体瘦弱,气血不足,胸廓扁平,乳房瘦小,皮肤毛发干燥,少气乏力人群。

【参考】此方为丰胸的有效之方,组方寓有深意,兼顾肺、脾、肾三脏,既补益脾肺之气,又补益精血,尤妙在方中加入富含蛋白质的虾仁,久服气血充盛,精血得补,则丰胸润肤之功可见。

【附方】苦瓜片润颜散(《〈本草纲目〉中的养颜秘方》):苦瓜适量。用法:将苦瓜洗净,剖开,挖空籽、瓤,切成薄片,放到冰箱里冷藏 20~30 min,取出来敷在洗净的脸上,15 min 后洗净脸部即可。功效:清热解暑,明目解毒。苦瓜可以清热解暑,可以滋润皮肤,解除日晒后皮肤的烦热和紧绷感。

桃花冬瓜子面膜
《本草纲目》

【组成】桃花 100 g,红花 30 g,冬瓜子、白芷各 100 g。

【用法】将桃花与红花焙干研成细粉备用。将冬瓜子和白芷捣碎,再用牛奶将所有原料调成糊状,每日一次涂抹脸部,长期使用可以使皮肤光洁明亮。

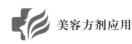

【功效】润肺化痰,活血润肤。

【方解】方中桃花具有活血悦肤、通下利尿、化瘀止痛等功效。《本草纲目》中说桃花"性走泄下降,利大肠甚快,用以治气实人病水饮肿满,积滞、大小便闭塞者,则有功无害"。红花活血通经,祛瘀止痛。冬瓜子可润肺化痰,消痈利水。白芷芳香上达,入肺而主入阳明胃经,可祛风散寒,通窍止痛。善走面部以取效。

【适应人群】肺虚肺燥,气血阻滞,皮肤不润,面色枯槁者。

【参考】此方是一活血润肺润肤的面膜方。近代各种面膜层出不穷,各有适用范围,此方系明代古方,是以活血润肤化痰,芳香走面之品组方的大法。若再加珍珠粉、茯苓、白及,效果更好。

百合荷叶粥
《中国药膳辨证治疗学》

【组成】鲜百合 30 g(或干百合 20 g),鲜荷叶 30 g,糯米 50 g,冰糖适量。

【用法】将鲜荷叶洗净,切丝,煎水过滤后和百合、糯米熬成粥,入冰糖,早晚食用。本方为咸宜的药食佳品,《本草纲目》认为百合可润肺止咳、宁心安神、补中益气。荷叶可清暑利湿,升阳止血。

【功效】清肺泄热,润肺润肤。

【方解】方中百合味甘、微寒,入肺、心经,有润肺止咳,清心安神之功,使老幼皆可益胃生津。诸药合用,久服,标本兼顾,甘甜可口,是一食疗良方。

【适应人群】适用于肺经风热,胃虚肤燥,口干口渴,干咳声哑的人群。

【参考】百合药性平和,是一味养肺气肺阴的良药,肺主皮毛,皮肤干燥者为首选。此方润、清、养兼顾,为食疗良方。

润肺银耳羹
《本草纲目》

【组成】银耳 5 g,冰糖 50 g。

【用法】将银耳放入盆内,以温水浸泡 30 min,待其发透后摘去蒂头,拣去杂质,将银耳撕成片状,放入洁净的锅内,加水适量,以武火煮沸后,再用文火煎煮 1 h,然后加入冰糖,直至银耳炖烂为止。

【功效】滋阴补肾,润肺益肤。

【方解】银耳有滋阴补肾、润肺益气的功效,可用于辅助治疗肺热咳嗽、肺燥干咳等症。古书记载银耳"益气不饥,轻身强志"。秋冬季节饮银耳汤对养颜瘦身很有好处。现代研究表明银耳中所含的酸性异多糖物质,能提高人体免疫力,对支气管炎、肺部感染有显著的疗效。冰糖润肺止咳,清痰去火。本方可养阴生津,润肺止咳。

【适应人群】久病体弱,肺燥干咳,身体羸瘦,皮肤干燥,不受峻补的人群。

【参考】此方在民间广泛应用,方法简单,久服有效。

第十七章 养生调脾剂

凡以益气健脾、除湿消导、温里散寒等药物或食品组成,具有补气养血、健脾补中、养颜悦色、润泽肌肤等功效的方剂,统称养生调脾剂。

脾胃是后天之本,气血生化之源。中医认为影响美容的疾病虽然表现于外,但其根源在内,美容同样应本着"从脏治象"的原则进行调理,除治疗各脏腑表证之外更应该注意调理脾胃,因脾胃一病,则气、血、精、神无不为病,李东垣倡导"治脾胃以调五脏"。中医美容也应该把调理脾胃作为根本宗旨。数千年以来,古今在养生美容润肤方面积累了大量秘方、验方,食疗、果蔬应有尽有。本章对古今组方严谨、君臣佐使分明、疗效显著的代表方加以剖析,欲使这一宝库发扬光大。

除临床药物内治外,也应调理饮食,饮食适宜既可养脾胃又可资化源。因此把药物治疗和饮食调养结合起来,会起到很好的美容效果。

常用的养生健脾药有人参、黄芪、白术、山药、薏苡仁、茯苓等,果蔬类有南瓜、芒果、白萝卜等,代表方如健脾丸、归脾丸、人参养荣汤、香砂六君子汤等。

健 脾 丸
《证治准绳》

【组成】白术(炒)75 g,木香、黄连(酒炒)、甘草各 22 g,白茯苓(去皮)60 g,人参45 g,神曲(炒)、陈皮、砂仁、麦芽、山楂、山药、肉豆蔻(面裹煨熟,纸包,捶去油)各30 g。

【用法】上为细末,蒸饼为丸,如绿豆大,每服50丸,空腹时用陈米汤送下,一日两次。

【功效】健脾消食,泻热导滞。

【方解】凡脾不健者,面多萎黄。方中人参、白术、茯苓、甘草,即四君子,补益脾胃,山药补中健脾;神曲、麦芽、山楂消食化滞;木香、砂仁、陈皮行气消胀;肉豆蔻温中涩肠;黄连清热燥湿。诸药相配,补消兼施,并有清化食积之热之效。

【适应人群】脾胃虚弱,食积内停,脘腹痞胀,饮食减少,大便溏薄,苔腻微黄,脉濡弱。

【参考】健脾丸为著名的消食导滞药,因具有健脾消食之功而得名。它是根据明代王肯堂《证治准绳·类方》卷五中的"健脾丸"方加减而成的,为保和丸的姊妹方,小儿消化不良最为常用,此外,还用于慢性胃炎、胃神经官能症、胃溃疡、十二指肠溃疡、慢性肠炎等。现在临床发现,健脾丸对肿瘤患者化疗后遗留的消化系统症状有良好的治疗作用,对患者化疗后体力的恢复也有明显的帮助。

【附方】人参健脾丸:人参、白术、甘草、山药、莲子、白扁豆、木香、草豆蔻、陈皮、青皮、六神曲、谷芽、山楂、芡实、薏苡仁、当归、枳壳。人参健脾丸为棕褐色的水蜜丸或大蜜丸;气香、味甜、微苦。人参健脾丸健脾益气,和胃止泻。用于脾胃虚弱所致的饮食不化、脘闷嘈杂、恶心呕吐、腹痛便溏、不思饮食、体弱倦怠。

香砂六君子汤
《古今名医方论》

【组成】人参15 g,木香6 g,砂仁6 g,陈皮12 g,半夏9 g,白术12 g,茯苓12 g,甘草6 g。

【用法】水煎服。

【功效】益气健脾,化痰美容。

【方解】四君子汤是益气健脾的基础方。本方为四君子汤加减,方中人参补益脾胃之气,白术益气健脾,茯苓渗湿健脾,甘草调五脏,加陈皮行气化痰,半夏燥湿化痰。木香以行三焦之滞气,砂仁以通脾肾之元气,二者合用行气以消胀,可使补而不滞,故此方是益气健脾、化痰健胃的良方,脾胃健运,气血生化有源,故有美容之效。

【适应人群】脾胃虚寒,中虚气滞,痰湿内阻,胸中满闷,食难运化,呕恶腹疼,肠鸣泄泻,恶心呕吐,食欲不振,日久面色萎黄,容颜不佳者。

【参考】经曰:壮者气行则愈,怯者着而为病,盖人在气交之中,因气而生,而生气总以胃气为本,若脾胃一有不和,则气便着滞,或痞闷哕呕,或生痰留饮,因而不思饮食,肌肉消瘦,诸症蜂起而形消气息矣。

【附方】(1) 四君子汤:人参、白术、茯苓各9 g,甘草6 g。功用:益气健脾。主治:脾胃气虚证。面色萎黄,语声低微,气短乏力,食少便溏,舌淡苔白,脉虚弱。用法:上为细末。每服两钱,水一盏,煎至七分,通口服,不拘时候;入盐少许,白汤点亦得。现代用法:水煎服。

(2) 六君子汤:人参9 g,白术9 g,茯苓9 g,炙甘草6 g,陈皮3 g,半夏4.5 g。功用:益气健脾,燥湿化痰。主治:脾胃气虚兼痰湿证,食少便溏,胸脘痞闷,呕逆等。用法:上为细末,作一服,加红枣两枚,生姜三片,新汲水煎服。

补中益气汤
《脾胃论》

【组成】黄芪15 g,人参10 g,白术10 g,炙甘草6 g,当归10 g,陈皮6 g,升麻6 g,柴胡6 g,生姜9片,红枣6枚。

【用法】煎服法。

【功效】补中益气,升阳举陷,益气荣颜。

【方解】方中黄芪补中益气,升阳固表;人参、白术、甘草甘温益气,补益脾胃;陈皮调理气机,当归补血和营;升麻、柴胡协同人参、黄芪升举清阳。综合全方:一则补气健脾,使后天生化有源,脾胃气虚诸证自可痊愈;二则升提中气,恢复中焦升降之功能,使下脱、下垂之证自复其位。全方使脾胃升降有序,气机畅顺,阳气不复郁闷,气虚身热诸证得以消除。现多用于气虚不荣于面,面色萎黄,气短乏力等证。

【适应人群】脾虚诸证。治烦劳内伤,身热心烦,头痛恶寒,懒言恶食,脉洪大而虚。或喘或渴,或阳虚自汗,或气虚不能摄血。或疟痢脾虚,久不能愈。一切清阳下陷,中气不足之证。

【参考】补中益气汤,出自李东垣《脾胃论》。东垣立此方以补气升阳,甘温除热,主治气虚发热证,但后世多用于治疗脾胃气虚证及气虚下陷证。脾胃气虚,少气懒言,四肢无力,困倦少食,饮食乏味,不耐劳累,动则气短;或气虚发热,气高而喘,身热而烦,渴喜热饮,其脉洪大,按之无力,皮肤不胜风寒,而生寒热头痛;或气虚下陷,久泻脱肛。现用于子宫下垂、胃下垂或其他内脏下垂症者。本方是治疗各类脾胃虚弱的常用方,在临床上可加减治疗各类不同的病证:血不足则加重当归;精神短少则加人参、五味子;头痛则加蔓荆子,痛甚加川芎;脑痛则加藁本、细辛;风湿相搏,一身尽痛则加羌活、防风。

【附方】升陷汤(《医学衷中参西录》):生黄芪18 g,知母9 g,柴胡4.5 g,桔梗4.5 g,升麻3 g,水煎服。功用:益气升陷。适用于气短不足以息,或努力呼吸,有似乎喘,或气息将停,危在顷刻,脉沉迟微弱,或参伍不调。

十　香　丸
《景岳全书》

【组成】木香、沉香、泽泻、乌药、陈皮、丁香、小茴香、香附(酒炒)、荔核(煨焦)各等分,皂角(微火烧烟尽)。

【用法】捣筛为末,炼蜜为丸如梧桐子大,日夕含之,咽津味尽即止,忌五辛。

【功效】行气香体。

【方解】此方名十香丸,因方中有十味药,皆芳香行气香身之品。木香、沉香、丁香、小茴香、香附、陈皮皆可行气消胀,香体除湿。乌药温下焦气滞,泽泻渗利体内湿邪,荔枝甘甜滋润,防止诸香药伤阴。皂角除体内痰湿。十药合用具有行气消胀、香身除湿祛痰、标本兼顾之功。

【适应人群】气滞腹胀,体生异味,食欲不佳,舌苔厚腻等人群。

【参考】此方来自孙思邈的《千金翼方》,是行气消胀、散寒除湿、香身香体的方剂。从药物组成来看,此方主要在于用众多温香之品,行气化湿消胀,兼可除痰养阴,是标本兼顾之方。

【附方】(1) 令人身体百处皆香方:沉香、麝香、白檀香、青木香、零陵香、白芷、甘松香、藿香、细辛、川芎、槟榔、豆蔻各1两,香附子0.5两,丁香3分,共14味。功效:香体美容。适用于女性需香身香发者。打成极细粉末扑面。

(2) 香粉方:白附子、茯苓、白术、白芷、白蔹、白檀各1两,沉香、青木香、鸡舌香、零陵香、丁香、藿香各2两,麝香1分,粉英6 L,上14味,各细捣筛绢下,以取色青黑者,乃粗捣纱下,储粉囊中,置大合子内,以粉覆之,密闭七日后取之,粉香至盛而色白,如本欲为香粉者,不问香之白黑悉以和粉,粉虽香而色至黑,必须分别用之,不可悉和之,粉囊以熟帛双作之。

以上二方代表了古代香粉美容的组方及制作方法,是美容美体的一个重要方面,极有发掘、研究、开发的价值。

生　脉　散
《医学启源》

【组成】人参9 g,麦冬9 g,五味子7 g。

【用法】长流水煎,不拘时服。现代用法:有生脉口服液、生脉注射液等新的剂型,可随证选用。另有以党参代人参方者,作用较弱。

【功效】益气生津,敛阴止汗。

【方解】方中人参甘温,益元气,补脾肺之气,生津液。麦冬甘寒,养阴清热,润肺生津。人参、麦冬合用,则益气养阴之功益彰。五味子酸温,敛肺止汗,生津止渴。三药合用,一补一润一敛,益气养阴,生津止渴,敛阴止汗,使气复津生,汗止阴存,气充脉复,故名"生脉"。《医方

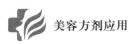

集解》说:"人有将死脉绝者,服此方能复生之,其功甚大。"至于久咳肺伤,气阴两虚证,取其益气养阴,敛肺止咳,令气阴两复,肺润津生,诸症可平。

【适应人群】气阴两虚之人。①温热、暑热,耗气伤阴证。汗多神疲,体倦乏力,气短懒言,咽干口渴,舌干红少苔,脉虚数。②久咳伤肺,气阴两虚证。干咳少痰,短气自汗,口干舌燥,脉虚细。本方常用于肺结核、慢性支气管炎、神经衰弱所致咳嗽和心烦失眠,以及心脏病心律不齐属气阴两虚者。生脉散经剂型改革后制成的生脉注射液,经药理研究证实,具有毒性小、安全性大的特点,临床常用于治疗急性心肌梗死、心源性休克、中毒性休克、失血性休克及冠心病、内分泌失调等病属气阴两虚者。

【参考】本方所治为温热、暑热之邪,耗气伤阴,或久咳伤肺,气阴两虚之证。温暑之邪袭人,热蒸汗泄,最易耗气伤津,导致气阴两伤之证。肺主皮毛,暑伤肺气,卫外失固,津液外泄,故汗多;肺主气,肺气受损,故气短懒言、神疲乏力;阴伤而津液不足以上承,则咽干口渴。舌干红少苔,脉虚数或虚细,乃气阴两伤之象。咳嗽日久伤肺,气阴不足者,亦可见上述征象,治宜益气养阴生津。

【附方】(1)《嵩崖尊生》卷七方之生脉散:人参 2 钱,麦冬 2 钱,白术 1 钱,阿胶 1 钱,陈皮 8 分,五味子 10 个。主治:气不布息,呼吸不接续,出多入少。

(2)《辨证录》卷九方之生脉散:人参 1 两,麦冬 2 两,北五味子 1 钱,黄芩 1 钱。主治:小便不出,中满作胀,口中甚渴,投以利水之药不应,属于肺气干燥者。

归 脾 汤
《济生方》

【组成】白术 9 g,茯苓 9 g,黄芪 12 g,龙眼肉 12 g,酸枣仁 12 g,人参 6 g,木香 6 g,炙甘草 3 g,当归 9 g,远志 6 g。

【用法】上方加水煎服,每日一剂。现代用法:上 10 味,粉碎成细粉,过筛,混匀。每 100 g 粉末用炼蜜 25～40 g 加适量的水为丸,干燥,制成水蜜丸;或加炼蜜 80～90 g 制成小蜜丸或大蜜丸,即得。用温开水或生姜汤送服,水蜜丸一次 6 g,小蜜丸一次 9 g,大蜜丸一次 1 丸,一日 3 次。

【功效】益气健脾,养血安神,调养心脾。

【方解】方中以参、芪、术、草大队甘温之品补脾益气以生血,使气旺而血生;当归、龙眼肉甘温补血养心;茯苓(多用茯神)、酸枣仁、远志宁心安神;木香辛香而散,理气醒脾,与大量益气健脾药配伍,复中焦运化之功,又能防大量益气补血药滋腻碍胃,使补而不滞,滋而不腻;枣调和脾胃,以资化源。全方共奏益气补血、健脾养心之功,为治疗思虑过度、劳伤心脾、气血两虚之良方。

本方的配伍特点:一是心脾同治,重点在脾,使脾旺则气血生化有源,方名归脾,意在于此;二是气血并补,但重在补气,意即气为血之帅,气旺血自生,血足则心有所养;三是补气养血药中佐以木香理气醒脾,补而不滞。故张璐说:"此方滋养心脾,鼓动少火,妙以木香调畅诸气。世以木香性燥不用,服之多致痞闷,或泄泻,减食者,以其纯阴无阳,不能输化药力故耳。"(《古今名医方论》)

【适应人群】脾胃虚弱,气血亏虚患者。①心脾气血两虚证。心悸怔忡,健忘失眠,盗汗,体倦食少,面色萎黄,舌淡,苔薄白,脉细弱。②脾不统血证。便血,皮下紫癜,妇女崩漏,月经提前,量多色淡,或淋漓不止,舌淡,脉细弱。

【参考】本方证因思虑过度,劳伤心脾,气血亏虚所致。心藏神而主血,脾主思而统血,思虑过度,心脾气血暗耗,脾气亏虚则体倦、食少;心血不足则见惊悸、怔忡、健忘、不寐、盗汗;面色萎黄,舌质淡,苔薄白,脉细缓均属气血不足之象。上述诸症虽属心脾两虚,却是以脾虚为核心,气血亏虚为基础。脾为营卫气血生化之源,《灵枢·决气》曰"中焦受气取汁,变化而赤是谓血"。本方常用于胃及十二指肠溃疡出血、功能性子宫出血、再生障碍性贫血、血小板减少性紫癜、神经衰弱、心脏病等属心脾气血两虚及脾不统血者。

中医认为,归脾丸对心脾两虚型失眠有效,对于轻度失眠具有一定的疗效。在临床上,采用归脾丸进行失眠的治疗,对于轻度或是重度失眠均可取得较为显著的疗效。另外,归脾丸对于手、脚心发热的阴虚阳亢型失眠,效果就不好。所以服用前,一定要到医院,请医生进行辨证。

保 和 丸
《丹溪心法》

【组成】焦山楂 300 g,炒六神曲 100 g,制半夏 100 g,茯苓 100 g,陈皮 50 g,连翘 50 g,炒莱菔子 50 g。

【用法】以上七味,粉碎成细粉,过筛,混匀,用水泛丸,干燥,制成水丸;或每 100 g 粉末加炼蜜 125～155 g 制成大蜜丸,即得。口服,水丸一次 6～9 g,大蜜丸一次 1～2 丸,一日 2 次,小儿酌减。

【功效】消食,导滞,和胃。

【方解】本方是治食化积常用方。方中重用山楂,消食开郁,尤善消肉食油腻之积。以神曲消食健脾,善消久积;莱菔子下气消食,善消谷面之积。三药配伍,可消一切饮食积滞。食阻气机,胃失和降,故佐入半夏、陈皮行气化滞,降逆和胃而止呕;茯苓淡渗利湿,健脾以止泻。食积易于化热,遂佐入连翘,清热散结,以治食积所化之热。诸药相合,消食之中佐以理气和胃与清热散结之品,使食积得消,胃气得和,热清湿去,诸症自愈。因其药力缓和,药性平稳,故以"保和丸"命名。

【适应人群】脾胃虚弱,消化不良的患者。证见食积停滞,脘腹胀满,嗳腐吞酸,不欲饮食。

【参考】食积之证,多因饮食不节,暴饮暴食所致。《素问·痹论》曰:"饮食自倍,肠胃乃伤。"若饮食不节,或过食酒肉油腻之物,致脾胃运化不及,则停滞而食积。食积内停,气机阻滞,故脘腹痞满胀痛;食积中阻,脾胃升降失职,浊阴不降则嗳腐吞酸,恶食呕吐,清阳不升则大便泄泻。舌苔厚腻、脉滑均为食积之症。治宜消食和胃。保和丸有以下保健功能:助消化,调节胃肠功能,保肝、利胆,镇吐,抗溃疡。

【附方】越鞠保和丸:苍术(米泔水浸三宿,炒)30 g,抚芎(酒洗)30 g,神曲(炒)30 g,香附(童便浸,炒)30 g,栀子(炒)15 g,陈皮 30 g,半夏(炮)30 g,白茯苓 30 g,连翘 15 g,莱菔子(炒)15 g,枳实(麸炒)30 g,白术 90 g,黄连(酒炒)30 g,山楂(去核)60 g,木香 15 g,当归(酒洗)30 g。功能主治:扶脾开郁,行气消食,清热化痰。治气、血、痰、火、湿、食诸郁,胸膈痞闷,或脘腹胀痛,饮食不化,嗳气呕吐,下痢等。备注:本方由越鞠丸合保和丸加减而成。方中香附、木香行气解郁,以治气郁;当归、川芎活血化瘀,以治血郁;栀子、连翘、黄连清热泻火,以治火郁;苍术、白术、枳实、半夏、陈皮、茯苓理气化痰,燥湿运脾,以治痰郁、湿郁;神曲、山楂、莱菔子消食导滞,以治食郁。诸药合用,则气、血、痰、火、湿、食诸郁随之而解。

人参养荣丸
《太平惠民和剂局方》

【组成】人参 100 g,白术 100 g,茯苓 75 g,炙甘草 100 g,当归 100 g,熟地 75 g,白芍 100 g,炙黄芪 100 g,陈皮 100 g,远志 50 g,肉桂 100 g,五味子 75 g。

【用法】以上十二味,粉碎成细粉,过筛,混匀。另取生姜 50 g,红枣 100 g,分次加水煎煮至味尽,滤过,滤液浓缩至相对密度为 1.25(80 ℃)。每 100 g 粉末加炼蜜 35~50 g 与生姜、红枣液,泛丸,干燥,制成水蜜丸;或加炼蜜 90~100 g 与生姜、红枣液拌匀,制成大蜜丸,即得。口服,水蜜丸一次 6 g,大蜜丸一次 1 丸,一日 1~2 次。

【功效】温补气血,养血荣颜。

【方解】人参大补元气,复脉固脱,补脾益肺,生津止渴,安神益智。白术健脾益气,燥湿利水,止汗,安胎。炙甘草补脾和胃,益气复脉,用于脾胃虚弱,倦怠乏力,心动悸,脉结代。当归补血活血,调经止痛,润肠通便,用于血虚萎黄、眩晕心悸、月经不调、经闭痛经、虚寒腹痛、肠燥便秘、跌扑损伤、痈疽疮疡。白芍养血柔肝,缓中止痛,敛阴收汗,治胸腹胁肋疼痛,泻痢腹痛,自汗盗汗,阴虚发热,月经不调,崩漏,带下。炙黄芪益气补中,用于气虚乏力,食少便溏。陈皮理气健脾,调中,燥湿,化痰,主治脾胃气滞之脘腹胀满或疼痛、消化不良,湿浊阻中之胸闷腹胀、纳呆便溏,痰湿壅肺之咳嗽气喘。肉桂补火助阳,引火归原,散寒止痛,活血通经,暖脾胃,除积冷,通血脉,治命门火衰。茯苓渗湿利尿,主治小便不利、水肿胀满、痰饮咳逆、脾虚食少、泄泻、心悸不安、失眠健忘。熟地补血滋润,益精填髓,用于血虚萎黄、眩晕心悸、肝肾阴亏、潮热盗汗、遗精阳痿、不育不孕、月经不调、崩漏下血、腰膝酸软、耳鸣耳聋、头目昏花、须发早白、消渴、便秘、肾虚喘促。五味子收敛固涩,益气生津,补肾宁心。用于久咳虚喘,梦遗滑精,遗尿尿频,久泻不止,自汗,盗汗,津伤口渴,短气脉虚,内热消渴,心悸失眠。远志安神益智,祛痰,消肿。用于心肾不交引起的失眠多梦,健忘惊悸,神志恍惚,咳痰不爽,疮疡肿毒,乳房肿痛。

【适应人群】心脾不足,气血两亏,面色萎黄,形瘦神疲,食少便溏,病后虚弱的患者。

【参考】人参养荣丸是由《太平惠民和剂局方》中的人参养荣汤制成,由人参、黄芪、白术、陈皮、当归、茯苓、白芍、肉桂、熟地、远志、五味子、生姜、红枣、甘草组成,有补气益血、强心安神的功效,用于呼吸气少、面色萎黄、形瘦神疲、食少乏味、毛发脱落、失眠心悸、妇女月经不调等。

归脾丸和人参养荣丸都有气血双补的作用,归脾丸偏重于健脾胃,养心安神,有引血归脾的作用,所以,又可用于妇女因气血两亏引起的月经过多、淋漓不净等。人参养荣丸有温补的作用,主要用于气血两虚偏寒证者。

三 仁 汤
《温病条辨》

【组成】杏仁 15 g,飞滑石 18 g,白通草 6 g,白蔻仁 6 g,竹叶 6 g,厚朴 6 g,生薏苡仁 18 g,半夏 15 g。

【用法】上药用甘澜水 2 L,煮取 750 mL,每日 3 服。

【功效】清热利湿,宜畅湿浊。

【方解】方用杏仁宣通上焦肺气,使气化有助于湿化;白蔻仁开发中焦湿滞,化浊宣中;薏苡仁益脾渗湿,使湿热从下焦而去;三药为主,故名"三仁"。辅以半夏、厚朴除湿消痞,行气散满;白通草、滑石、竹叶清利湿热。诸药合用,共成宣上、畅中、渗下之剂,而有清热利湿,宣畅湿浊之功。

【适应人群】湿热体质,湿重热轻人群及痤疮、扁平疣、湿疹的患者。

本方主治湿温初起,头痛恶寒,身重疼痛,舌白不渴,脉弦细而濡,面色淡黄,胸闷不饥,午后身热,状若阴虚,病难速已。在美容方面主要用于素体脾虚、湿甚、肥胖等证。

【参考】本方主要有抗菌、解热、止咳、止吐、利尿等作用。

【附方】《医学摘粹》之三仁汤:杏仁 3 钱,白蔻仁 2 钱,生薏苡仁 3 钱,滑石 3 钱,竹叶 1 钱,桑叶 3 钱,白通草 2 钱,半夏 2 钱。主治:湿温头痛恶寒,身重疼痛,舌白或渴,午后身热,脉浮虚者。

甘露消毒丹
《医效秘传》

【组成】飞滑石 450 g,黄芩 300 g,茵陈 330 g,藿香 120 g,连翘 120 g,石菖蒲 180 g,豆蔻 120 g,薄荷 120 g,木通 150 g,射干 120 g,川贝母 150 g。

【用法】上药研末。每服 9 g,开水调服,一日 2 次。或以神曲糊为丸,如弹子大,开水化服。

【功效】清热利湿,化浊解毒。

【方解】方中重用滑石、茵陈、黄芩,其中滑石利水渗湿,清热解暑,两擅其功;茵陈善清利湿热而退黄;黄芩清热燥湿,泻火解毒。三药相合,正合湿热并重之病机。湿热留滞,易阻气机,故以石菖蒲、藿香、豆蔻行气化湿,悦脾和中,令气畅湿行;木通清热利湿通淋,导湿热从小便而去,以助清热利湿之力。热毒上攻,颐肿咽痛,故佐以连翘、射干、贝母、薄荷,合以清热解毒,散结消肿而利咽止痛。纵观全方,利湿清热,两相兼顾,且以芳香行气悦脾,寓气行则湿化之义;佐以解毒利咽,令湿热疫毒俱去,诸症自除。

【适应人群】本方原治瘟疫、暑温、湿温,邪在气分。发热目黄,胸闷腹胀,肢酸咽肿,丹疹,颐肿口渴,泄泻,舌苔薄白或厚腻,或舌心干焦。亦治疟痢、淋浊、疮疡,现用于急性肠胃炎、肠伤寒、传染性黄疸型肝炎、钩端螺旋体病等属湿热并重者。凡美容疾病属于湿热俱甚,热毒较重者可以此方加减。

【参考】甘露消毒丹的适应证十分广泛:①甘露消毒丹内服对于预防传染性肝炎有一定作用;②治疗小儿急性传染性肝炎;③治疗慢性乙型病毒性肝炎;④治疗胆囊炎;⑤治疗肠伤寒;⑥治疗流行性感冒;⑦治疗流行性腮腺炎;⑧治疗百日咳;⑨治疗消化不良;⑩治疗反流性胃炎;⑪治疗泌尿系统感染;⑫治疗眼病;⑬治疗附件炎;⑭治疗小儿发热;⑮治疗急性湿热型口疮。

玉蟾抗衰茶
(中国(成都)首届抗衰老大会资料)

【组成】茶叶 10 g,黄精 15 g,何首乌 25 g,刺五加 20 g,黄芪 30 g。

【用法】每日 7 g 放入茶杯内,用沸水冲泡频饮。

【功效】补脾胃,抗衰老,减轻疲劳,延长寿命。

【方解】本方具有健脾益肾,护心养肝的作用,可以补五脏之虚,其中茶叶清肝明目,黄精补肝肾之阴,何首乌补肝肾益精血,刺五加补肝肾、强筋骨、活血养心,黄芪补脾肺之气。全方可以补脾胃,养肝肾,益心肺,抗衰老,减轻疲劳,具有延年益寿的效果。

【适应人群】五劳七伤,脏腑虚弱之人。

【主治】常服,有强心、护肝、健脾、益肾的效果。

【参考】玉蟾抗衰茶以川绿茶为基础,加入中药配方,精工制作而成,使茶叶的保健治疗作用增强,并具有益气补血、健脾固肾功用。动物实验证实:饮用该茶安全,能增强体力、抗疲劳与抗缺氧,能延长动情时间。

复方高山红景天口服液
(经验方)

【组成】高山红景天 25 g,黄芪 60 g,枸杞子 30 g。辅料为蜂蜜、山梨酸。

【用法】口服,一次 10 mL(1 支),一日 2 次。

【功效】补肾健脾,养心安神。

【方解】本方是治疗脾肾不足的方剂,方中高山红景天具有补脾肾,益气养血的作用,黄芪健脾补中,枸杞补肝肾之阴,全方补脾益肾,益气养阴。

【适应人群】脾肾不足之亚健康人群。适用于脾肾不足,心神失养所致头晕目眩,食少脘胀,体倦乏力,心悸气短,失眠多梦;也可用于久病体虚而见上述症状者。

【参考】(1) 抗缺氧、抗疲劳:能迅速提高血红蛋白与氧的结合能力,提高血氧饱和度,降低机体的耗氧量,增加运动耐力,恢复运动后疲劳。

(2) 抗菌作用:红景天内含有大量东莨菪碱、山柰酚等具有抗菌消炎作用的成分;鞣质含量也较多,具收敛性,在黏膜表面起保护作用,制止过多的分泌、停止过量的出血,对肺部炎症引起的咳嗽、咳痰及妇女白带增多有疗效。

(3) 镇痛作用。

(4) 抗辐射作用:明显抑制辐射引起的心和肝脏 LPO(过氧化脂质)的产生,对脂质和细胞膜起保护作用。

(5) 延缓衰老作用:显著提高机体 SOD(超氧化物歧化酶)的活性,清除自由基,抑制过氧化脂质的生成。

(6) 对内分泌系统的双向调节作用:双向调节肾上腺激素、性激素等的分泌。

健脾疏肝汤
(徐兆祥方)

【组成】党参 10 g,白术 5 g,茯苓 10 g,薏苡仁 5 g,柴胡 15 g,郁金 10 g,丹参 12 g,白芍 1.5 g,川楝子 15 g,鸡内金 15 g,谷芽 10 g,延胡索 15 g。

【用法】水煎服,每日 1 剂,日服 2 次。

【功效】健脾疏肝。

【方解】疏肝活血以柴胡、白芍、丹参、川楝子、延胡索、郁金为主;健脾则以党参、茯苓、白术、薏苡仁、谷芽、鸡内金为主;其中川楝子意在清泄肝郁而生之热。白芍养肝柔肝缓急。全方以疏肝健脾为主,故为健脾疏肝汤。

【适应人群】主肝脾不和之体倦乏力,饮食减少,肝气瘀滞,胁肋涨满疼痛,舌红脉弦的人群。

【参考】肝脾生理上相互联系,病理上相互影响。肝气郁结,影响脾胃的升清功能,则水谷不能运化,气血生化乏源,出现纳差、乏力之症,而脾不健运,水湿不运,使肝气郁结更甚,因此疏肝健脾是治疗慢性迁延性肝炎的大法。本方也可进行加减:肾气虚加桑寄生 15 g,菟丝子 15 g,淫羊藿 15 g;兼血虚者加当归 15 g,枸杞子 15 g,白芍 15 g,丹参 30 g;兼阴虚者加生地 15 g,沙参 15 g,麦冬 15 g,牡丹皮 12 g,炙鳖甲 15 g,川楝子 15 g;兼瘀血者加穿山甲 30 g,三棱 15 g,莪术 15 g,赤芍 30 g,丹参 30 g;兼有湿热者加制大黄 15 g,甘露消毒丹(包)30 g。

第十八章　养生调肝剂

凡以疏肝解郁、补血活血药为主组成,具有疏肝养血、敛阴柔肝等功效,治疗肝郁血瘀、烦躁易怒、月经不调、胸胁胀痛、面容不华等疾病的方剂,称为养生调肝剂。

肝主藏血,主疏泄,调情志。肝阴常不足,阳常有余。肝病多由气滞血瘀、肝火上炎、阴虚风动而发。尤以情志失调、气血紊乱、月经不调多见,这些疾病常引发胸胁、乳房胀痛、面色不华等损美性疾病,是影响人体健康、美丽的重要因素。

肝与美容及亚健康人群关系极为密切,肝之气血阴阳不足或肝气郁结情志不畅者,面部、眼周会出现多种损美性疾病,如痤疮、黄褐斑、黑眼圈、皱纹等。除调摄情志外,多从补肝调肝内治入手。如疏肝理气活血、补肝阴肝血、清肝火及清泄肝胆湿热等。

本章选录一些在疏肝解郁、活血调经、清肝泻火方面组方严谨、疗效独特的传统方剂,以及部分现代治疗损美性疾病中形成的一些有效方剂加以分析,以便学习者认识到美容应将内调外治结合,方可达到理想效果。

本章方剂中常用的药物有柴胡、香附、白芍、红花、桃仁、阿胶、艾叶等;所录方剂包括逍遥散、疏肝活血汤、小柴胡汤、胶艾汤、菊楂决明茶、艾附暖宫丸、当归四逆汤、龙胆泻肝汤、血府逐瘀汤、易白汤、桃红四物汤等,并附有香附茶、四物汤、温经汤等。

逍　遥　散
《太平惠民和剂局方》

【组成】柴胡、当归、茯苓、白芍、白术各1两(9 g),煨姜一块(3 g),薄荷少许(3 g),炙甘草4.5 g。

【用法】上为粗末,每服2钱(6 g),水一大盏,烧生姜一块切破,薄荷少许,同煎至七分,去渣热服,不拘时服。(现代用法:共为散,每次6～9 g,煨姜、薄荷少许,共煎汤温服,每日三服。也可作为汤剂,水煎服,用量按原方比例酌情增减。或为丸剂,每服6～9 g,每日服2次。)

【功效】疏肝解郁,养血健脾,调和肝脾。

【方解】方中柴胡辛散疏肝解郁,为主药。白芍、当归养血敛阴,柔肝缓急。白术、茯苓、炙甘草健脾益气,使脾土健旺以防肝乘;薄荷、煨姜辛散达郁以助柴胡疏泄条达。诸药合用,可使肝气疏畅,脾得补养,肝脾协调,则诸症自除。配伍特点:一是肝脾并调,既解肝郁,又扶脾弱;二是疏中寓养,既补肝体,又复肝用。

【适应人群】肝郁血虚脾弱证。两胁肋痛,头痛目眩,口燥咽干,神疲食少,或月经不调,乳房胀痛,脉弦而虚。

【参考】逍遥散是古代名方,现代应用也极其广泛,除内科疾病外,在妇科及美容疾病中应用尤其广泛。因女性情感丰富,最易产生肝气郁结之证,并导致肝脾不和,月经不调,及多种损美性疾病,如经前期紧张综合征、乳腺增生症、更年期综合征、盆腔炎、子宫肌瘤。本方也多用于内科的慢性肝炎、肝硬化、胆囊炎、胆石症、胃及十二指肠溃疡、胃肠神经官能症等属肝郁血虚脾弱者。若肝郁气滞甚者,加香附、郁金、陈皮以疏肝解郁;血虚甚者,加熟地、何首乌以养血补血;肝郁化火者,加牡丹皮、栀子以清热凉血。

【附方】香附茶(经验方):香附 3 g,川芎 3 g,茶叶 3 g。上药放入炖杯内,加水 250 mL,将炖杯置武火上烧沸,用文火煎煮 10 min 即成。代茶饮用。疏肝理气、调和肝脾,用于慢性肝炎见肝胃不和、气郁不舒、胸胁脘腹胀痛等症。用量:1~2 g。禁忌:凡气虚无滞或阴虚血热者忌用。按语:香附又名香附子,自古作为"血中之气药",香附用于"一切阴阳气血虚弱者",许多祛病延年方剂中配有香附,因其既有益于老年人阴阳气血虚弱证的防治,又有消除其他补益药品的黏腻、碍胃之弊。《名医别录》载:"香附充其毛,久服令人益气,长须眉。"香附一药味辛,芳香走窜,故既可理气又可行血,为美容方中常用的理气行血药物。

疏肝活血汤
《山东中医杂志》

【组成】柴胡、薄荷、黄芩、当归、赤芍、红花、莪术、陈皮、甘草各 10 g。

【用法】水煎服,每日 1 剂。

【功效】疏肝清热,活血消斑。

【方解】方中柴胡、薄荷疏肝理气,黄芩、栀子清泄瘀热,当归、赤芍、红花、莪术活血化瘀消斑,陈皮理气和胃,甘草调和诸药。全方集疏肝、清肝、活血、理气为一体,是治疗肝气郁结黄褐斑的常用方。

【适应人群】肝气郁结、气滞血瘀之黄褐斑。

【参考】疏肝活血汤据临床报道,治疗肝气郁结、郁而化火引起的黄褐斑有较好的疗效。其次,也可用于日光性皮炎、脂溢性皮炎、酒渣鼻、慢性荨麻疹、远心性环状红斑等辨证属于肝郁气滞血瘀者。

小柴胡汤
《伤寒论》

【组成】柴胡 24 g,黄芩 9 g,人参 9 g,炙甘草 9 g,半夏 9 g,生姜 9 g,红枣 4 枚。

【用法】上七味,以水一斗二升,煮取六升,去滓,再煎,取三升,温服一升,每日三服。(现代用法:水煎服。)

【功效】和解少阳,调和肝脾。

【方解】方中柴胡苦辛微寒,轻清升散,清解透达少阳之邪,并能疏泄气机之郁滞;黄芩苦寒,清泄少阳之热。二药相配合,一散一清,相使为用,和解少阳。半夏、生姜和胃降逆止呕;人参、红枣益气健脾,扶正祛邪。炙甘草助参、枣扶正,并调和诸药。诸药合用,以和解少阳为主,兼补胃气,使半表半里之邪得解,少阳枢机得利,上焦通而胃气和,则诸症自除。

【适应人群】(1) 热入血室证。妇人经期伤寒,月经适断,寒热发作有时。即现代女性经期感冒发热引起的一系列亚健康状态。

(2) 传统用于外感少阳证。往来寒热,胸胁苦满,默默不欲饮食,心烦喜呕,口苦,咽干,目眩,舌苔薄白,脉弦。

(3) 疟疾、黄疸以及内伤杂病而见少阳证者。

【参考】小柴胡汤是古代名方,在损美性疾病中主要用于女性的月经不调引起的各种疾病,如感冒、流行性感冒、急性乳腺炎、急性肾盂肾炎、膀胱炎、产褥热等。如胸中烦而不呕,去半夏、人参,加栝楼以清热理气宽胸;渴者,去半夏,加天花粉以生津止渴;腹中痛者,去黄芩,加白芍以柔肝缓急止痛;瘀血互结,少腹满痛,可去人参、甘草、红枣之甘壅,加延胡索、当归、桃仁以活血祛瘀。方中柴胡升散,黄芩、半夏味苦性燥,故阴虚血少者不宜用本方。

胶 艾 汤
《金匮要略》

【组成】川芎 6 g,当归 9 g,芍药 12 g,阿胶 9 g,干地黄 15 g,艾叶 9 g,甘草 6 g。

【用法】水煎服,每日 1 剂。

【功效】养血止血、调经安胎。

【方解】阿胶为主,补血润肝,阿胶为黑驴之皮,东阿井水炼化,味甘性平,兼有止血的功效。艾叶苦温,入太阴脾经、少阴肾经、厥阴肝经,温三阴。若炭化,有收涩经血的功效。若与炭姜同用,则止血应手而效。地黄补血益精,川芎行气化血,当归补血活血,芍药补血敛阴。为妇人补血圣方。

【适应人群】主治妇人冲任虚损、崩漏下血、月经过多、淋漓不止;产后或流产损伤冲任,下血不绝或妊娠胞阻,胎漏下血,腹中疼痛。

【参考】胶艾汤是古代名方,主要用于女性月经过多,出血不止引起的面色萎黄、小腹疼痛。现用于子宫出血、先兆流产、不全流产。如治胎动经漏,腰痛腹满,抢心短气,可加黄芪。治从高坠下,损伤五脏吐血,及金疮经肉绝者,加干姜。

【附方】四物汤:补血的常用方,也是调经的基本方。其药物组成:熟地 12 g,当归 10 g,白芍 12 g,川芎 8 g。用法:水煎服。被誉为"妇科第一方",是补血方剂之首,有补血活血之效,主治营血虚滞证。心悸失眠,头晕目眩,面色无华,妇人月经不调,经量少或闭经,表现为舌淡,脉细弦或细涩。

菊楂决明茶
(经验方)

【组成】菊花 10 g,生山楂片 10 g,决明子 5 g,方糖 25 g。

【用法】将菊花、生山楂片、决明子、方糖放入保温杯中,以开水冲泡,盖紧浸泡半小时,频频饮用,每日数次。

【功效】清肝活血,降脂降压。

【方解】方中菊花入肝,清肝明目。山楂活血降脂,决明子清肝泄火降压,三药合用清肝活血,降脂降压。方糖养阴敛肝,诸药合用共奏清肝平肝之效。

【适应人群】本品适用于更年期综合征的肝肾阴虚、肝阳上亢的患者,以及头晕、头痛者,或高血压所致头晕目眩、失眠多梦者。

【参考】菊楂决明茶是现代用于高血脂、高血压的一个养生良方。药少力专,服用方便,方中诸药均有较好的降血脂、降血压、软化血管、清利头目等作用,但需久服方为有效。

艾附暖宫丸
《仁斋直指》

【组成】艾叶炭、香附(醋炙)、吴茱萸、肉桂、当归、川芎、白芍(酒炒)、地黄、黄芪(蜜炙)、续断。

【用法】本品为深褐色至黑色的水蜜丸;气微,味甘而后苦、辛。口服,一次6 g,一日2～3次。

【功效】理气补血,暖宫调经。

【方解】方中当归、白芍、地黄补血养阴益精,炙黄芪益气补中,川芎理气止痛,吴茱萸、艾叶、肉桂温宫散寒,续断强肾安胎。

【适应人群】用于子宫虚寒,月经量少、错后,经期腹痛,腰酸带下或气血虚寒,胎动不安等。

【参考】艾附暖宫丸是调经的常用方,妇女月经不调,宫寒不孕,可引起许多损美性病证,心理上多产生忧愁过度、面色萎黄,用此方可以理气补血活血、调经暖宫安胎。服药期间忌食辛辣、生冷食物。注意保暖。感冒时不宜服用。患有其他疾病者,应在医师指导下服用。经行有块伴腹痛拒按或胸胁胀痛者不宜选用。平素月经正常,突然出现月经过少,或经期错后,或阴道不规则出血或带下伴外阴瘙痒,或赤带者,应去医院就诊。治疗痛经,宜在经前3～5天开始服药,连服1周。如有生育要求应在医师指导下服用。

【附方】温经汤:吴茱萸、麦冬各9 g,当归、芍药、川芎、人参、桂枝、阿胶、牡丹皮、生姜、甘草、半夏各6 g。用时水煎服,阿胶烊冲。具有温经散寒、养血祛瘀之功效。主治冲任虚寒、瘀血阻滞证。漏下不止,血色暗而有块,淋漓不畅,或月经超前或延后,或逾期不止,或一月再行,或经停不至,而见少腹里急,腹满,傍晚发热,手心烦热,唇口干燥,舌质暗红,脉细而涩。亦治妇人宫冷,久不受孕。临床常用于治疗功能性子宫出血、慢性盆腔炎、痛经、不孕症等属冲任虚寒、瘀血阻滞者。月经不调属实热或无瘀血内阻者忌用,服药期间忌食生冷之品。

当归四逆汤
《伤寒论》

【组方】当归12 g,桂枝9 g,白芍9 g,细辛3 g,炙甘草6 g,通草6 g,红枣8枚。

【用法】上七味,以水八升,煮取三升,去滓。温服一升,每日三服。(现代用法:水煎服。)

【功效】温经散寒,养血通脉。

【方解】本方是由桂枝汤去生姜,倍红枣,另加当归、细辛、通草组成。方中当归甘温,养血活血,既补且行;桂枝辛温,温阳散寒,通利血脉,二药合而为主。芍药助当归养血和营以治血虚之本;细辛温通表里以助桂枝温经散寒,通草通经脉,利关节,炙甘草、红枣补中益气生血,调和诸药。诸药配伍,可收厥回脉复痛止之效。配伍特点:温通与补养并用,以温为主,既祛经脉之寒凝,又补已虚之营血,温而不燥,补而不滞,标本兼顾。

【适应人群】血虚寒厥证。手足厥寒,或腰、股、腿、足、肩臂疼痛,口不渴,舌淡苔白,脉沉细或细而欲绝。

【参考】当归四逆汤是温经散寒、养血通脉的代表方,临床上不少女性常见因血虚血寒而手足不温、面部虚冷、容颜不佳,应首选本方。本方还常用于治疗妇女痛经、冻疮、血栓闭塞性脉管炎、无脉症、雷诺氏病、产后身痛、小儿下肢麻痹、风湿性关节炎等属血虚寒凝者。如内有久寒,兼有水饮呕逆者,加吴茱萸、生姜以散寒降逆,和胃化饮;若属血虚寒凝之痛经及男子寒疝,宜加乌药、茴香、高良姜以散寒止痛;血虚寒凝所致腰、股、腿、足疼痛者,可选加牛膝、鸡血藤、木瓜、续断等以活血通络。

龙胆泻肝汤
《医方集解》

【组成】酒炒龙胆草 6 g,炒黄芩 9 g,泽泻 12 g,木通 6 g,酒炒当归 3 g,酒炒栀子 9 g,酒炒生地 9 g,柴胡 6 g,生甘草 6 g,车前子 9 g。

【用法】水煎服,亦可制成丸剂,每次服 6～9 g,每日 2 次,温开水送下。

【功效】清泻肝胆实火,清利肝胆湿热。

【方解】方中龙胆草大苦大寒,既能泻肝胆实火,又能利肝经湿热,泻火除湿,两擅其功,切中病机。黄芩、栀子苦寒泻火、燥湿清热,加强泻火除湿之力。湿邪的主要出路,是利导下行,从膀胱渗泄,故又用渗湿泄热之泽泻、木通、车前子,导湿热从水道而去。肝乃藏血之脏,若为实火所伤,阴血亦随之消耗,且方中诸药以苦燥渗利伤阴之品居多,故用当归、生地养血滋阴,使邪去而阴血不伤。肝体阴用阳,性喜疏泄条达而恶抑郁,火邪内郁,肝胆之气不舒,骤用大剂苦寒降泄之品,既恐肝胆之气被抑,又虑折伤肝胆生发之机,故用柴胡疏畅肝胆之气,并能引诸药归于肝胆之经。甘草调和诸药,护胃安中。该方泻中有补,利中有滋,降中寓升,祛邪而不伤正,泻火而不伤胃。

【适应人群】龙胆泻肝汤是清肝火利湿热的古代名方,凡病机属于肝火上炎或肝胆湿热下注者均可以此方加减治疗,但药偏于苦寒,不宜久服。

【参考】龙胆泻肝汤通过清肝火利湿热,主要用于肝火上炎,湿热下注引起的许多损美性疾病及妇科难言之隐,如急性肾盂肾炎、急性膀胱炎、尿道炎、外阴炎、睾丸炎、腹股沟淋巴腺炎、急性盆腔炎、带状疱疹等病属肝经实火。本方也常用于治疗顽固性偏头痛、头部湿疹、高血压、急性结膜炎、虹膜睫状体炎、外耳道疖肿、鼻炎、急性黄疸型肝炎、急性胆囊炎。

若肝胆实火较盛,可去木通、车前子,加黄连以助泻火之力;若湿盛热轻者,可去黄芩、生地,加滑石、薏苡仁以增强利湿之功;若玉茎生疮,或便毒悬痈,以及阴囊肿痛,红热甚者,可去柴胡,加连翘、黄连、大黄以泻火解毒。方中药多苦寒,易伤脾胃,如木通久服损肾,故对脾胃虚寒和阴虚阳亢之证,皆非所宜。

血府逐瘀汤
《医林改错》

【组成】桃仁四钱(12 g),红花三钱(9 g),当归三钱(9 g),生地三钱(9 g),川芎一钱半(4.5 g),赤芍二钱(6 g),牛膝三钱(9 g),桔梗一钱半(4.5 g),柴胡一钱(3 g),枳壳二钱(6 g),甘草二钱(6 g)。

【用法】水煎服。

【功效】活血化瘀,行气止痛。

【方解】本方系桃红四物汤合四逆散加桔梗、牛膝而成。方中桃仁破血行滞,红花活血化瘀。川芎、赤芍助君药活血祛瘀;牛膝活血通脉,引血下行。生地、当归益阴养血,清热活血;桔梗、枳壳一升一降,开胸行气;柴胡疏肝解郁,升达清阳,与桔梗、枳壳同用,使气行则血行。桔梗并能载药上行;甘草调和诸药。该方配伍特点:一是气血同治,以化瘀为主,理气为辅;二是活中寓养,活血不耗血,行气不伤阴;三是升降同调,彻上通下,使气血升降条畅,脏腑和顺,诸证悉除。

【适应人群】凡气滞血瘀诸证引起的各种损美性疾病、月经病、痛经、闭经均可以此方加减。胸中血瘀证:胸痛,头痛,日久不愈,痛如针刺而有定处,或呃逆日久不止,或饮水即呛,干呕,或内热瞀闷,或心悸怔忡,失眠多梦,急躁易怒,入暮潮热,唇暗或两目暗黑,舌黯红或有瘀斑、瘀点,脉涩或弦紧。本方常用于冠心病、心绞痛、风湿性心脏病、胸部挫伤与肋软骨炎之胸痛,以及脑震荡后遗症之头痛头晕等。此外,对精神抑郁属于瘀阻气滞者,亦有一定疗效。

【参考】若瘀痛甚者,可加乳香、没药活血止痛;如气滞较重可加青皮、香附加强行气之功;若血瘀经闭、痛经,可去桔梗加香附、益母草等以活血调经止痛。本方活血祛瘀力强,孕妇忌用。现有制成的血府逐瘀颗粒,应用方便,可在医师指导下运用。

易 白 汤
(经验方)

【组成】全当归 9 g,杭白芍 9 g,郁金 9 g,八月扎 15～30 g,白蒺藜 12～18 g,苍耳草 12～15 g,朱茯苓 9～12 g,灵磁石 30 g。

【用法】水煎服,每日 1 剂。

【功效】活血养阴,祛风燥湿。

【方解】方中当归、白芍养阴补血活血,郁金、八月扎行气活血通经,苍耳草、白蒺藜祛风燥湿,磁石、朱茯苓镇静安神。全方具有补血养阴、活血润肤、祛风安神等作用。

【适应人群】白癜风之气血不和,肾阴不足,营卫失调,血不荣肤者。

【参考】白癜风是损美性疾病中较为难治的疑难病,本方提示治疗的原则为补血活血、祛瘀通经、祛风止痒、镇静安神。临床运用时需辨证灵活加减,必须在医师的指导下久服方为有效。

桃红四物汤
《医宗金鉴》

【组成】当归(去芦,酒浸炒)9 g,川芎 9 g,白芍 9 g,熟地(酒蒸)9 g,桃仁 9 g,红花 6 g。

【用法】作汤剂,水煎服。一剂煎 3 次,早、中、晚空腹时服。

【功效】养血活血,调经止痛。

【方解】桃红四物汤以祛瘀为核心,辅以养血、行气。方中以强劲的破血之品桃仁、红花为主,力主活血化瘀;以甘温之熟地、当归滋阴补肝、养血调经;芍药养血和营,以增补血之力;川芎活血行气、调畅气血,以助活血之功。全方配伍得当,使瘀血祛、新血生、气机畅,化瘀生新是该方的显著特点。

【适应人群】血虚兼血瘀者,表现为妇女经期超前,血多有块,色紫稠黏,腹痛等。瘀血引起的黄褐斑、色斑均可以此方加减。

【参考】气滞较重者加香附、郁金以增强行气活血止痛的作用,寒甚者加桂枝温经通脉。桃红四物汤系《医宗金鉴》所载之名方,现有提取的颗粒剂可供选用,此方在调肝剂中甚为常用,凡血虚血瘀的黄褐斑、痛经、闭经、月经不调均可以此方加减。

第十九章　养生调肾剂

凡以补益肾阴肾阳药为主,具有滋补肾阴,温肾助阳,调肾之阴阳平衡,从而达到美容养生、润肤除斑、防衰去皱等效果的一类方剂统称养生调肾剂。

中医几千年积累的经验认为,心肝脾肺肾五脏,通过气血、经脉、津液、精,与人体的皮肤、毛发、五官、四肢、形体,构成一个统一的整体,五脏气血津精的盛衰,直接关系到面容、毛发、皮肤的荣枯。其中尤以肾之阴阳精血对人体全身影响最大,诸如肥胖、白发、脱发、面斑、皮肤粗糙多皱、痤疮、雀斑、瘙痒等损美性疾病,也多与肾功能失常密切相关。因此,调理肾脏,滋阴助阳,或阴阳双调,是美容养生类方剂中极为重要的一章。

养生调肾类方剂,常用滋补肝肾之阴的药物,如熟地、山茱萸、枸杞、山药、阿胶、龟板、紫河车等;补助肾阳的药物如鹿茸、附子、肉桂、巴戟、淫羊藿、菟丝子、仙茅、杜仲、冬虫夏草、海马等组方。根据损美性疾病的辨证分型,适当选用数味药为主组方;因肾为水火之脏,阴中涵阳,偏阴虚者,一般以滋阴药为主,适当选择数味助阳药合方,以使阴生阳长。阳虚者也需在助补肾阳诸药中增加滋补肝肾之阴之品。其次还要根据病情,选加益气健脾、补血柔肝、活血化瘀、行滞化痰、壮腰强筋、引药达面部等类药物。养生调肾是预防和消除肾虚引起的痤疮、黄褐斑、肥胖、白发、脱发等疾病的主要方法。许多损美性疾病和亚健康类疾病通过调肾治本也可以根治,但组方时一定要辨证准确,注意加减。

养生调肾的代表方剂如六味地黄丸、长春益寿丹、肾气丸、神仙训老丹、归茸丸等。

六味地黄丸
《小儿药证直诀》

【组成】熟地24 g,山茱萸、干山药各12 g,泽泻、牡丹皮、去皮茯苓各9 g。

【用法】上药为末,炼蜜为丸,如梧桐子大。空心温水化下三丸。(现代用法:直接用浓缩丸内服,亦可水煎服。)

【功效】滋补肝肾,养生美容。

【方解】本方治证是由肝肾阴亏、虚火上炎所致。肾为先天之本,主骨生髓,肾阴不足则骨髓及髓海不充,故腰膝酸软无力,牙齿动摇,不能生髓充脑,头晕目眩,耳鸣耳聋,手足心热。肾藏精,肝肾阴亏不能养颜,故面不华,未老先衰。

方中重用熟地滋阴补肾,填精益髓,山茱萸补养肝肾,并能涩精;山药补脾益肾,并可涩精固肾。泽泻利湿而泄肾中水湿浊邪;茯苓淡渗脾湿,与山药健运脾胃,荣养颜面;牡丹皮清泻相火,透泻虚热,使诸补药补而不滞。六味合用,共奏补肝肾养容颜之功。

【适用人群】本方常用于肝肾阴虚或兼虚热的腰酸腿软、精力不济、未老先衰、容颜不华、月经量少等。

【参考】六味地黄丸是古代名方,组方严谨。现代研究证明本方能调节内分泌,凡内分泌紊乱引起的诸多疾病,包括损美性疾病,均可内服此方调理。原则是辨证必属于肝肾阴虚者。

【附方】知柏地黄丸:六味地黄丸加知母(盐炒)、黄柏(盐炒)各 6 g,上为细末,炼蜜为丸,如梧桐子大,每服二钱(6 g),温开水送下。功用:滋阴降火。主治:肝肾阴虚,虚火上炎证。头目昏眩,耳鸣耳聋,虚火牙痛,五心烦热。腰膝酸痛,血淋尿痛,遗精梦泄,骨蒸潮热,盗汗颧红,咽干口燥,舌质红,脉细数。

杞菊地黄丸:六味地黄丸加枸杞子、菊花各三钱(9 g),上为细末,炼蜜为丸,如梧桐子大,每服三钱(9 g),空腹服。功用:滋肾养肝明目。主治:肝肾阴虚证。两目昏花,视物模糊,或眼睛干涩,迎风流泪等。

左 归 丸
《景岳全书》

【组成】大怀熟地 240 g,山药(炒)120 g,枸杞 120 g,山茱萸 120 g,川牛膝(酒洗,蒸熟)90 g,鹿角胶(敲碎)120 g,龟板胶 120 g,菟丝子 120 g。

【用法】先将熟地蒸烂,杵膏,炼蜜为丸,如梧桐子大。每食前用滚汤或淡盐汤送下 9 g。现代用法:亦可水煎服,用量按原方比例酌减。

【功效】滋阴补肾,填精益髓,养生美容。

【方解】本方证由真阴不足,精髓亏损所致。肾藏精,主骨生髓充脑,精髓内亏,故见头晕目眩,腰酸腿软,遗精滑泄,自汗盗汗,口燥舌干,舌红少苔;脉细为真阴不足之象。

方中熟地滋肾益精,以填真阴,山茱萸养肝滋肾,涩精敛汗;山药补脾益阴,滋肾固精;枸杞补肾益精,养肝明目;龟、鹿二胶峻补精髓,龟板胶偏于补阴,鹿角胶偏于补阳,在补阴之中配伍补阳药,可使阴阳互生。菟丝子平补阴阳,固肾涩精;川牛膝益肝肾,强腰膝,健筋骨。诸药合用,共奏滋阴补肾、填精益髓、养生美容之效。

【适用人群】本方常用于养生不当,精髓亏虚,未老先衰的闭经、月经量少、面部憔悴、黄褐斑、黑斑等。

【参考】左归丸属填精补髓之方,补力甚强,纯补无泄。本方常用于老年性痴呆、更年期综合征、老年骨质疏松症。因此用此方时必须属于精髓亏损重证,美容虚损严重,无痰湿、瘀血等邪气者,最好做丸药缓服。

【附方】左归饮(《景岳全书》):熟地 9～30 g,山药、枸杞子各 6 g,炙甘草 3 g,茯苓 4.5 g,山茱萸 3～6 g,畏酸者少用之。以水二盅,煎至七分,食远服。功用:补益肾阴。主治:真阴不足证。腰酸遗泄,盗汗,口燥咽干,口渴欲饮,舌尖红。脉细数。

肾 气 丸
《金匮要略》

【组成】干地黄 240 g,山药、山茱萸各 120 g,泽泻、茯苓、牡丹皮各 90 g,桂枝、炮附子各 30 g。

【用法】上为细末,炼蜜为丸,如梧桐子大,酒下 6 g,每日两服。现代用法:直接用浓缩丸内服,亦可水煎服。

【功效】补肾助阳,养生荣颜。

【方解】本方证均由肾阳不足所致。肾阳虚衰,经脉失养,故腰痛脚软;身半以下常有冷感,小便不利,水液失于蒸化,津不上承,则消渴;膀胱失约,而见小便频多;舌质淡而胖,尺脉沉细。

方中重用干地黄滋阴补肾填精;山茱萸、山药滋肝补脾益精,且敛阴涩精,以助干地黄滋补肾中之阴,三药共收蒸精化气、阴生阳长之效。少加附子温补命门之火,桂枝温阳化气,温助肾中之阳,鼓舞肾气。泽泻、茯苓利水渗湿,牡丹皮活血散瘀,此三药寓泻于补。诸药合用,助阳滋阴,使肾阳振奋,气化复常,则诸证自除。

【适用人群】本方在损美性疾病中用途甚广,凡肾阳虚衰证形成的肥胖、色斑、毛发脱落、面容早衰者皆可用之。

本方常用于慢性肾炎、糖尿病、醛固酮增多症、甲状腺功能低下症、神经衰弱、肾上腺皮质功能减退症、慢性支气管哮喘、更年期综合征等属肾阳不足、未老先衰者。

【参考】肾气丸又名金匮肾气丸,是中医千年名方。方名肾气丸者,滋阴助阳以化生肾气,而不是单纯的补火助阳。本方常用于慢性肾炎、糖尿病、醛固酮增多症、甲状腺功能低下症、神经衰弱、肾上腺皮质功能减退症、慢性支气管哮喘、更年期综合征等属肾阳不足、未老先衰者。

【附方】加味肾气丸(《济生方》):附子(炮)15 g,白茯苓(去皮)、泽泻、山茱萸、山药(炒)、车前子、牡丹皮各 30 g,官桂、川牛膝(去芦,酒浸)、熟地各 15 g。上为细末,炼蜜为丸,如梧桐子大,每服 9 g,空心米饮送下。功用:温肾化气,利水消肿。主治:肾(阳)虚水肿,腰重脚肿,小便不利。

右 归 丸
《景岳全书》

【组成】熟地 240 g,山药 120 g,山茱萸 90 g,枸杞子 90 g,菟丝子 120 g,鹿角胶 120 g,杜仲(姜汁炒)120 g,肉桂 60 g,当归 90 g,制附子 60~180 g。

【用法】先将熟地蒸烂杵膏,加炼蜜为丸,如梧桐子大。每服 6~9 g。

【功效】温补肾阳,填精益髓,养生荣颜。

【方解】本方所治之证由肾阳不足,命门火衰所致。方中附子、肉桂温壮元阳,补命门之火;鹿角补肾温阳,益精养血,三药相辅相成,以培补肾中阳气。熟地、山茱萸、山药、枸杞子皆甘润滋补之品,可滋阴益肾,养肝补脾;菟丝子、杜仲补肝肾,强腰膝;当归养血和血,助鹿角胶以补养精血。诸药合用,共奏温阳益肾、填精补血以收培补肾中元阳之功。

【适用人群】本方可用于肾阳不足、精血亏损之老年骨质疏松症、精少不育症,以及贫血、白细胞减少的面容憔悴者。

【参考】右归丸归于命门,本方善补肾阳,填补肾精,先天不足,精血亏损,命门火衰之各种早衰证及损美性疾病。

【附方】右归饮(《景岳全书》):熟地 9~30 g,山药 6 g,枸杞子 6 g,山茱萸 3 g,炙甘草 3 g,肉桂 3~6 g,杜仲 9 g,制附子 6~9 g。功用:温补肾阳,填精补血。主治:肾阳不足证。气怯神疲,腹痛腰酸,手足不温,阳痿遗精,大便溏薄,小便频多,舌淡苔薄,脉来虚细者;或阴盛格阳,真寒假热之证。

长春益寿丹
《慈禧光绪医方选议》

【组成】天冬、麦冬、熟地、山药、牛膝、生地、杜仲、山茱萸、云苓、人参、木香、柏子仁、五味子、巴戟各二两,川椒、泽泻、石菖蒲、远志各一两,菟丝子、肉苁蓉各一两,枸杞、覆盆子、地骨皮各一两五钱。

【用法】以上共为极细末,炼蜜为丸梧桐子大,初服50丸,一个月后加至60丸,百日后可服80～90丸更有功效,每早空腹以淡盐汤送下。

【功效】补益心脾肾,壮筋骨,乌发须,暖子宫,悦颜色。

【方解】本方组成药味较多,但大抵可分为五组:熟地、生地、山茱萸、枸杞、覆盆子补益肝肾之阴;杜仲、巴戟、菟丝子、肉苁蓉、牛膝温壮肾阳,强壮筋骨,温暖子宫;人参、麦冬、天冬、柏子仁、远志、石菖蒲、五味子补心气,益心阴,开心窍;云苓、山药合人参、麦冬补脾胃益胃阴;泽泻利湿泄热,地骨皮清退虚热,木香、川椒温运中焦,以使补而不滞。

【适用人群】适用于心、肝、脾、肾脏气衰弱,精力不济,筋软脚弱,宫寒性淡,发白齿落,面容憔悴者。

【参考】长春益寿丹系古方杨氏还少丹与华佗打老儿丸加减而成。药虽多而补益心、脾、肾三脏,力量甚强,层次分明,尤以补肾阴肾阳为主,具有调阴阳、健脾胃、养心神、强筋骨、乌发须、美容颜等多种作用,且补中有行,补中有泻,补而不滞,久服可获良效。

神仙六子丸
《御药院方》

【组成】牛膝、熟地、地骨皮各90 g,小茴香60 g。菟丝子、川楝子、覆盆子、五味子、蛇床子、何首乌、木瓜各30 g。

【用法】为细末,煮面糊为丸,如梧桐子大,每次服50丸,空腹食前温酒下。

【功效】补益精血,美容乌发。

【方解】本方适用于肾阴肾阳亏虚,筋软发白早衰者。方中牛膝、熟地、何首乌、枸杞子、覆盆子、木瓜、五味子、菟丝子、蛇床子补益肝肾,强筋壮骨,阴阳两调;地骨皮、川楝子清虚热,行气滞;小茴香温暖下焦。本方集菟丝子、枸杞子、覆盆子、蛇床子、五味子、川楝子"六子",益肝肾,补精血,调阴阳,药性平和,宜久服,且补而兼清(川楝子、地骨皮),补而兼温(小茴香、菟丝子、蛇床子),是一调肾养生良方。

【适用人群】素体肝肾不足或养生不当,致肝肾两虚,精血亏损,腰膝酸软,面色憔悴无华,精少无子,年未老色先衰,颜面皱纹多,头发变白者。

【参考】《御药院方》是元代医家的一本方药名著。此方名"神仙"者,誉为效佳之意,"六子"指方中有菟丝子等六种"种子"之药。该方组方特点是补益精血、强壮筋骨、美容防衰、乌须健骨、药性平和、阴阳双调、补而不上火、不气滞。久服并逐渐加量,乃得良效,是养生调肾良方。

【附方】五子衍宗丸(《摄生众妙方》):枸杞子、菟丝子(酒蒸)、五味子、覆盆子、车前子组成,具有益肾生精功效。适用于肾虚精亏无子者。现代研究证实此方具有促进精子生成,改善精子数量、质量的作用。

神仙训老丹
《寿亲养老新书》

【组成】山药 150 g,熟地 150 g,枸杞子 150 g,何首乌 600 g,川椒 90 g,牛膝(酒浸)90 g,黑大豆(生用)150 g,肉苁蓉 150 g,藁本 300 g。

【用法】捣为末成丸,内服。现代也可按比例酌减煎服。

【功效】补益肝肾,益寿乌发。

【方解】此方适用于肝肾两虚,发白早衰证。方中熟地、肉苁蓉、牛膝补肾精强筋骨;重用何首乌配枸杞,补肝血乌发须;山药、川椒补脾温中。藁本辛散达巅,引药上行,可使补而不滞。尤其方中用黑大豆,具有补肾乌发、防老防衰、美容作用,现代研究证实有乌发、润肤、抗衰老、除癣等多种作用。配合何首乌,补肝肾,防衰老,乌发须,作用更强。

【适用人群】肝肾两虚,未老先衰,须发早白,面肤憔悴,皱纹黑斑,腰酸脚弱者。

【参考】本方重用何首乌,补精血、乌发须,但必须用黑豆汁反复蒸晒,现代可直接用制何首乌。川椒即上等花椒,用在方中主要取其温中散寒之效,防止补药碍胃。藁本善治巅顶疼痛,本方用之取其引药上行以治白发,也有补而兼散之意。

草 灵 丹
《御药院方》

【组成】生地 60 g,肉苁蓉 60 g,鹿茸、蛇床子、牛膝、桂心、菟丝子、远志各 30 g,红枣100 个。

【用法】共研末,炼蜜为丸如梧桐子大,每次服 30 丸,温酒送下。

【功效】补肾益精,固齿明目,养生防衰。

【方解】本方用生地、肉苁蓉、牛膝、菟丝子、鹿茸、蛇床子、桂心补益肾中阴阳,充养骨髓,坚固牙齿,聪耳明目,可达到养生防衰,美容延年作用。远志开窍化痰,交通心肾,也有使补而不滞作用,红枣补益心脾,调养荣卫,以达脾胃双补作用。《神农本草经》记载蛇床子"久服养妇颜色,令人有子"……"不独辅助男子,而又有益于妇人"。蛇床子在方中起补肾助阳作用。桂心系上等肉桂除去粗糙外皮,有补命门之火而不上火作用。

【适用人群】先天不足,或未老先衰,面色萎黄,腰酸腿软,发白齿摇,目差耳背,男子精少不育,女子色衰不孕等。

【参考】本方虽大多为草木之品。然而补肾助阳之力甚强,既补肾阴益精血又可温壮肾阳,兼益心脾,化痰开窍,然方中有鹿茸、桂心等温补命门之火之品,必须辨证为肾阴阳两虚之证者,并防止上火化热,宜做丸药缓服。

熙 春 酒
《随息居饮食谱》

【组成】枸杞子 100 g,龙眼肉 100 g,女贞子 100 g,生地 100 g,淫羊藿 100 g,绿豆 100 g,猪油 500 g。

【用法】取上药,用纱布袋捆紧,加酒 10 斤,浸泡一个月即成,每次饮 20~30 mL,早晚各一次,不吃猪油者,可加柿饼 500 g,如法炮制。

【功效】温肾润肺,润泽肌肤毛发。

【方解】方中枸杞子、龙眼肉皆甘甜可口之品,补益心肾,阴阳皆调。女贞子、生地补益肝肾之阴,淫羊藿温助肾阳,三药合用可使肾阴阳得补,阳生阴长。绿豆清热解毒利尿,可使补而不上火。猪油在方中主要起润泽肌肤毛发的作用。酒可通经脉,利血脉,散寒滞。全方合用能补益肝肾心肺,润泽肌肤毛发。

【适用人群】肺肾阴血精津不足,身体消瘦,皮肤皱干,毛发干枯,容颜枯燥无泽者。

【参考】熙春酒是《随息居饮食谱》一书所载食疗养生美容方。该方为一酒药方,枸杞、龙眼肉、淫羊藿自古为酒浸常用药,甘甜可口,益阴助阳,单用即有效。方中猪油油腻,有女士不愿服用者,可改用柿饼。猪油或猪肤(猪皮)有润燥润肤作用,《金匮要略》中即有"猪肤汤",其有较好的美容润肤作用。但若不能饮酒者,不可内服此方。

【附方】宁心酒(《药酒与膏滋》):龙眼肉 500 g,桂花 120 g,白糖 240 g,浸入 5 kg 白酒内,封固经年,愈久愈佳,其味精美香甜。每日饮 15～20 mL,每日 2 次。适用于神经衰弱、面色憔悴、失眠、心悸、记忆力减退者。

归 茸 丸
《寿世保元》

【组成】怀熟地、嫩鹿茸、五味子各 200 g,怀山药(酒浸)、山茱萸(酒蒸,去核)、白茯苓(去皮)、怀牛膝(酒洗)、当归(酒洗)、炮附子、官桂各 100 g,牡丹皮、泽泻各 50 g。

【用法】将上药按比例打粉做水泛丸,每次服 10 g,一日 2 次。现代用法:水煎服,也可提取浓缩成丸服。

【功效】补肾悦颜。

【方解】本方用熟地、山茱萸、山药大补肾、肝、脾;泽泻、牡丹皮、茯苓泻浊清肝利湿,使补而不滞,补不留邪;附子、肉桂温补肾阳。同时方中再加鹿茸补益精血,怀牛膝补肝肾,当归补血,五味子收敛耗散精气,大大加强了补肝肾力量,使本方补肾悦容更为强劲,是一首补肾益肝、温补为主的防衰良方。

【适用人群】肝肾两虚,元精内乏,未老先衰,腰膝酸软,梦泄自汗,头眩四肢无力,筋骨萎软,四肢不温,脑衰健忘,面容苍老者。

【参考】归茸丸为明代龚廷贤《寿世保元》所载。原书说此方"专治真阳元精内乏,以致胃气弱,下焦虚急,及梦泄自汗,头眩,四肢无力,此胶能生精养血,益智宁神,顺畅三焦,培填五脏,补肾精,美颜色,却病延年,乃虚损中之圣药也"。

益寿地仙丸
《御药院方》

【组成】甘菊花 50 g,枸杞子、巴戟天、肉苁蓉各 100 g。

【用法】上药为细末,炼蜜为丸,如梧桐子大,每次服 30 丸,盐汤送下,温酒亦可。

【功效】补肝肾,乌发须,和血助颜,延年益寿。

【方解】本方药只有四味,善补肝肾。枸杞子、菊花补肝清肝,乌发明目;巴戟天、肉苁蓉益肾助阳,缓生肾气,补而不燥热,不上火。加蜂蜜为丸,润燥润肤,盐汤下者,引药入肾,温酒冲者,可温通经络。药简力专,肝肾两补,则血濡精养,不但面色红润,久服自可延年益寿。

【适用人群】肝肾虚损，须发渐白，容颜渐老，皮肤苍黄，皱纹易生，色斑增多等。

【参考】方名"益寿"，概括说明了此方的养生延年益寿功效。"地仙"者亦说明此方功效较好之意。看似平淡的几味药，均为温润平和之品，补而不腻，温而不燥，补肝益肾，补中兼清，实为养生调肝肾良方。

【附方】杞圆膏（《摄生秘剖》）：枸杞子、龙眼肉各等分（各 250 g），加纯净水约 2500 mL，砂锅慢慢熬之至枸杞、桂圆无味后去渣，再慢火熬成膏，瓷罐收藏。每次 5～10 mL 温水送服。功能：养血宁神，滋阴助阳，益智，泽肌肤驻颜色。

参考文献

[1]　王义祁.实用方剂与中成药[M].南京:江苏教育出版社,2012.

[2]　武谦虎.常用美容中药[M].北京:中国医药科技出版社,2005.

[3]　吴俊荣.方剂与中成药[M].北京:人民卫生出版社,2009.

[4]　方厚枢.中国药膳大全[Z].中国出版年鉴,1988.

[5]　邱德文,冯泳,邹克扬.现代方剂学[M].北京:中医古籍出版社,2006.

[6]　徐宜厚.皮肤病中医诊疗学[M].北京:人民卫生出版社,2007.

[7]　陈长红.实用中医美容金方[M].北京:中医古籍出版社,2011.

[8]　段富津.方剂学[M].上海:上海科学技术出版社,1996.

[9]　陈潮祖.中医治法与方剂[M].4版.北京:人民卫生出版社,2003.

[10]　张介宾.景岳全书[M].上海:上海科学技术出版社,1984.

[11]　吴谦.医宗金鉴[M].北京:人民卫生出版社,1980.

[12]　张锡纯.医学衷中参西录[M].北京:人民卫生出版社,1977.

[13]　黄泰康.中成药学[M].北京:中国医药科技出版社,1996.

[14]　詹正嵩.实用中成药手册[M].北京:人民军医出版社,1998.

[15]　沈英森,何杨子,姜杰.实用中医美容[M].广东:广东人民出版社,2003.

[16]　路清洁.万病验方大全[M].山西:山西科学技术出版社,2011.

[17]　吴志明,秦竹.美容方剂学[M].北京:北京大学出版社,2012.

[18]　黄丽萍.美容中药方剂学[M].北京:人民卫生出版社,2014.

[19]　张民庆.中医皮肤美容方剂大全[M].北京:中国中医药出版社,2001.

[20]　赵体浩.方剂学[M].北京:学苑出版社,2002.

[21]　王义祁.方剂学[M].2版.北京:人民卫生出版社,2009.

[22]　武谦虎.美容中药一本通[M].北京:中国医药科技出版社,2013.

[23]　顿宝生,周永学.方剂学[M].北京:中国中医药出版社,2006.

[24]　邓中甲.方剂学[M].北京:中国中医药出版社,2013.